Diagnose Demenz: Ein Mutmachbuch für Angehörige

T0201965

Monika Pigorsch

Diagnose Demenz: Ein Mutmachbuch für Angehörige

2. Auflage

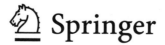 Springer

Monika Pigorsch
Freie Dozentin in der Altenpflege
Düsseldorf NRW, Deutschland

ISBN 978-3-662-65290-9   ISBN 978-3-662-65291-6 (eBook)
https://doi.org/10.1007/978-3-662-65291-6

Die Deutsche Nationalbibliothek verzeichnet diese Publikation in der Deutschen Nationalbibliografie; detaillierte bibliografische Daten sind im Internet über http://dnb.d-nb.de abrufbar.

Springer
© Der/die Herausgeber bzw. der/die Autor(en), exklusiv lizenziert an Springer-Verlag GmbH, DE, ein Teil von Springer Nature 2018, 2022
Das Werk einschließlich aller seiner Teile ist urheberrechtlich geschützt. Jede Verwertung, die nicht ausdrücklich vom Urheberrechtsgesetz zugelassen ist, bedarf der vorherigen Zustimmung des Verlags. Das gilt insbesondere für Vervielfältigungen, Bearbeitungen, Übersetzungen, Mikroverfilmungen und die Einspeicherung und Verarbeitung in elektronischen Systemen.
Die Wiedergabe von allgemein beschreibenden Bezeichnungen, Marken, Unternehmensnamen etc. in diesem Werk bedeutet nicht, dass diese frei durch jedermann benutzt werden dürfen. Die Berechtigung zur Benutzung unterliegt, auch ohne gesonderten Hinweis hierzu, den Regeln des Markenrechts. Die Rechte des jeweiligen Zeicheninhabers sind zu beachten.
Der Verlag, die Autoren und die Herausgeber gehen davon aus, dass die Angaben und Informationen in diesem Werk zum Zeitpunkt der Veröffentlichung vollständig und korrekt sind. Weder der Verlag, noch die Autoren oder die Herausgeber übernehmen, ausdrücklich oder implizit, Gewähr für den Inhalt des Werkes, etwaige Fehler oder Äußerungen. Der Verlag bleibt im Hinblick auf geografische Zuordnungen und Gebietsbezeichnungen in veröffentlichten Karten und Institutionsadressen neutral.

Planung: Renate Eichhorn
Springer ist ein Imprint der eingetragenen Gesellschaft Springer-Verlag GmbH, DE und ist ein Teil von Springer Nature.
Die Anschrift der Gesellschaft ist: Heidelberger Platz 3, 14197 Berlin, Germany

Vorwort

Seit über zehn Jahren gebe ich alljährlich mehrere Schulungen für Angehörige von Menschen mit Demenz. Dort lernen sie, diese psychisch und körperlich anstrengende Arbeit leichter zu bewältigen. Immer wieder betonten die Teilnehmer nach Abschluss der Seminareinheiten, wie sehr ihnen diese Informationen im Umgang mit dem erkrankten Familienmitglied geholfen haben. „Hätte ich das nur früher gewusst", erklang es immer wieder, „dann hätte ich in dieser Zeit nicht so gelitten." Dies war auch der Tenor bei denjenigen Teilnehmern, deren erkrankte Angehörige bereits gestorben waren und die nun Informationen über die Krankheit im Nachhinein haben wollten.

In dieser Zeit habe ich sehr oft die Not der Eheleute und Kinder gesehen, die versucht haben, einen Weg zwischen den eigenen Bedürfnissen und einer guten Versorgung des Menschen mit Demenz zu finden. Oftmals sind Tränen geflossen, da der Grad der Belastung überschritten und die eigene Kraft erschöpft war.

Bitte bedenken Sie auch, dass sich jeder Mensch mit Demenz anders verhält. Folglich ist der Verlauf der Krankheit auch unterschiedlich. Deshalb muss Ihr Angehöriger nicht alle Verhaltensweisen zeigen, die hier beschrieben sind.

Dieses Buch richtet sich an die Angehörigen von Menschen mit Demenz. Erst kürzlich sagte eine Teilnehmerin mir wieder:

Alle fragen mich immer wieder, wie es Heinrich geht, aber kein Mensch interessiert sich dafür, wie es mir geht. Ich geh' auf dem Zahnfleisch, während Heinrich einfach ein Leben ohne Sorge und Verantwortung führt. Das alles ist so ungerecht! „(Frau U., 75 Jahre, die seit drei Jahren ihren dementiell erkrankten Mann betreut)"

Mit diesem Buch möchte ich Ihnen **Mut machen**, Ihnen zeigen, dass es möglich ist, mit an Demenz erkrankten Menschen zu leben, ohne sich selbst ganz aufzugeben. Ebenso hilft Ihnen dieses Buch auch, wenn Ihr Angehöriger stationär untergebracht ist, ihn besser zu verstehen. Ich kann Ihnen keine perfekten Lösungen versprechen, ich kann Ihnen aber Möglichkeiten aufzeigen, wie das Zusammenleben entspannter verlaufen kann.

Dank
An dieser Stelle möchte ich mich bei allen Angehörigen bedanken, die mir ihr Vertrauen geschenkt und aus ihrem Alltag erzählt haben. Nur durch sie konnte ich dieses Buch schreiben.

Mein Dank geht auch an Uschi Hellmich, die mein Werk als freie Journalistin von Anfang an begleitet hat; sowie an Dagmar Asma, Leiterin einer Tagesstätte und lieb gewonnene, langjährige Kollegin, mit der ich alle inhaltlichen Fragen diskutieren konnte.

Die aussagekräftigen Fotos sind im Fotostudio Peter Wirtz in Dormagen entstanden, mit dem ich viele gemeinsame Projekte verwirklichen durfte. Vielen Dank auch an ihn für die Bereitstellung der Aufnahmen.

Ich danke ebenfalls den Mitarbeiterinnen des Springer Verlags für die professionelle Begleitung des Buches, insbesondere Frau Renate Eichhorn und Frau Kerstin Barton.

Und zum Schluss möchte ich meiner Familie danken, die immer an meine Arbeit für Menschen mit Demenz geglaubt hat.

April 2022, Deutschland   Monika Pigorsch

Inhaltsverzeichnis

1

Einleitung

Um das Krankheitsbild Demenz innerhalb einer Familie verstehen zu können reicht es nicht, Symptome und Störungen, die durch den Abbau der Nervenzellen verursacht werden, zu kennen. Mit der Persönlichkeitsveränderung des Erkrankten müssen neue Gesprächswege, flexible Verhaltensweisen und eigene Wertvorstellungen reflektiert werden.

Jeder Mensch, der an einer Demenz erkrankt ist, kommt aus einer Familie, die einer eigenen Dynamik folgt und die durch das Krankheitserleben neugestaltet wird. Daraus ergibt sich, dass Sie als Angehörige über Ihre eigene Rolle nachdenken müssen, gleichzeitig vom Verhalten des Erkrankten stark verunsichert sind und eine neue Familienordnung brauchen.

Innerhalb der Seminareinheiten lernen die Angehörigen anhand von vielen praktischen Beispielen, ihre eigene Situation zu erkennen und können Schritte entwickeln, die große Herausforderung Demenz zu meistern.

Bei uns ist es viel ruhiger geworden. Ich rege mich nicht mehr so auf! sagten Angehörige nach erfolgreicher Teilnahme des Seminars.

Die eigene Wahrnehmung

Aus meiner Erfahrung heraus glaube ich, dass uns das Zusammenleben mit Menschen mit Demenz ein wenig menschlicher macht, wenn wir es denn zulassen. Demente zeigen uns, dass nicht nur der Verstand in unserem Leben zählt, sondern auch die vielen Momente, die aus einer wertschätzenden Be-

© Der/die Autor(en), exklusiv lizenziert an Springer-Verlag GmbH, DE, ein Teil von Springer Nature 2022
M. Pigorsch, *Diagnose Demenz: Ein Mutmachbuch für Angehörige*,
https://doi.org/10.1007/978-3-662-65291-6_1

gegnung kommen. Oftmals scheitern diese Glücksmomente aber an der folgenden Annahme:

- Menschen mit Demenz verstehen nichts mehr und entscheiden nicht vernunftmäßig.

Gedankenblitz

Was verstehen Demenzerkrankte nicht? Unsere Hektik, das scheinbar Wichtige, unsere Einstellungen zu Normalität oder Vernunft?

Die eigene Wahrnehmung, was wichtig im Leben ist, oder auch der individuelle Lebensentwurf, sind doch von Natur aus so ausgelegt, dass es keinen Unterschied macht, ob ich an einer Demenz erkrankt bin oder nicht. Es gibt auch „Gesunde", die sich entgegen jeder Vernunft dazu entscheiden, ihre Gesundheit zu gefährden. Sie gehen nicht zum Arzt, rauchen oder führen waghalsige Klettertouren durch. Auch hier kann man nicht überzeugend reden und auf Einsicht hoffen. „Jeder Jeck ist anders", sagt man im Rheinland. Darum ist es wichtig, unsere Vorstellungen nicht unreflektiert auf den Erkrankten zu übertragen. „Leben und leben lassen!" Eine Grundvoraussetzung für ein gutes Miteinander.

Das Gefühl der Wertlosigkeit, des nicht-geschätzt-Werdens

Menschen mit Demenz werden oftmals nicht mehr gefragt, was sie möchten. Einige Angehörigen glauben, für den Erkrankten entscheiden zu müssen, weil die Krankheit ja mit sich bringt, dass er sich nicht mehr entscheiden kann. Ab wann man nichts mehr entscheiden kann, ist aber individuell verschieden und oftmals nicht erkennbar.

In Altenheimen kann man beobachten, dass Menschen mit Demenz sehr wohl entscheiden können, was ihnen gefällt, mit wem sie zusammen sein möchten und was sie verabscheuen. Dies alles wird verbal oder nonverbal deutlich, wenn wir die Menschen fragen und einbeziehen.

Jemanden nicht zu fragen, ihn nicht zu beteiligen, bedeutet, ihn von der Gegenwart auszuschließen und ihm das Gefühl der Wertlosigkeit zu geben. Es ist auch nicht möglich, Menschen mit Demenz vor der Realität (Krankheit des Betreuenden, Sorgen um die Zukunft) schützen zu wollen. Durch feinste mitmenschliche Antennen erspürt der Erkrankte, dass etwas von ihm ferngehalten wird, er wird unruhig, da er die Situation nicht einschätzen kann.

Kommunikation

Anfangs entsteht häufig der Eindruck, man könne sich mit einem an Demenz erkrankten Menschen nicht mehr unterhalten. Doch stimmt das tatsächlich? Gibt es nicht viele Formen der Kommunikation (Abb. 1.1)?

Gedankenblitz

Würde eine Mutter sagen, sie kann sich nicht mit ihrem Säugling unterhalten? Wohl kaum!

Eine Unterhaltung verläuft eben anders, wenn die Sprache zerfällt. Die Pflegenden und Betreuenden müssen sich umstellen.

Zu Beginn der Demenz gibt es noch viele verbale Möglichkeiten, die sich aber mit Fortschreiten der Krankheit verringern. Nonverbale Kommunikationsformen müssen dann greifen, Intuition ist gefragt, und das Einstellen auf den zu Betreuenden rückt in den Mittelpunkt. Auch hier werden plötzlich viele Glücksmomente sichtbar, weil es um ein tiefes Verstehen geht.

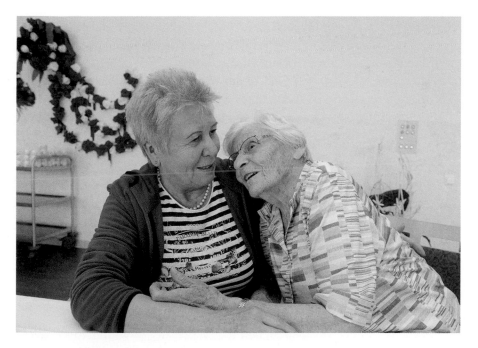

Abb. 1.1 Liebevolle Wertschätzung

Beispiel
Eine demenzkranke Frau, die nur noch schwer sprechen konnte, war sterbenskrank. Aus der Biografie wusste ich, dass sie eine starke Verbundenheit mit
dem Lied „In einer kleinen Konditorei" hatte. Sie lag mit geschlossenen Augen
sterbenskrank im Bett und reagierte nicht mehr. Der leise von mir gesungene
Text führte dazu, dass sie die Augen ein letztes Mal öffnete und dann starb.

Diese besonderen Momente, in denen es eine starke Verbundenheit zwischen zwei Menschen gibt, erleben Betreuende bei Menschen mit Demenz
immer wieder. Es ist mit nichts anderem vergleichbar, es ist ein unbeschreib-
liches Glücksgefühl.

Deshalb: Lassen Sie sich als Angehöriger nicht verunsichern, denn Demenz
ist eine Krankheit, die Sie zwar fordert, die aber auch bewegende und schöne
Momente hat.

Ängste

In unserer heutigen Zeit scheint mangelnde Selbstkontrolle Angst zu machen.
Wir wollen unser Leben vollständig im Griff haben. Dabei schließen wir häu-
fig die Augen davor, dass doch viele Dinge uns kontrollieren (Süchte, Handys
Termine, moralische Bedenken etc.).

Lassen Sie sich darauf ein, das Leben nicht vollständig unter Kontrolle zu
haben; führen Sie sich vor Augen, dass auch Sie durch viele äußere Einflüsse
kontrolliert werden. Diese Einsicht hilft Ihnen dabei, loszulassen und ent-
stehende Ängste wie z. B. das Gefühl der Hilflosigkeit zu überwinden.

Oftmals werden Ängste auch wach, wenn wir die Hilflosigkeit und Fehl-
einschätzungen in unserem direkten Umfeld erleben. Lassen Sie mich an dieser Stelle ein Beispiel dazu anfügen.

Beispiel
Ein Ehepaar zog ins Altenheim ein. Die Frau war somatisch (körperlich) erkrankt, der Mann hatte eine beginnende Demenz vom Alzheimer Typ. Auf
Wunsch der Frau lebte sie fortan in einem Wohnbereich, wo viele Menschen
in ihren Alltagsfähigkeiten eingeschränkt waren. Der Mann wurde in einem
speziellen Demenzbereich untergebracht.

Kurze Zeit nach dem Einzug des Mannes in die Wohngruppe verliebte er
sich in eine Frau, die ebenfalls an einer Demenz erkrankt war. Sie führten nun
ein glückliches, intensives Liebesleben ungeachtet der Meinung von Ehefrau,

Kindern oder Mitbewohnern. Sie gingen Hand in Hand durch das Haus und waren glücklich wie man es von Teenagern kennt.

Solche Beispiele gibt es immer wieder. Es zeigt, dass Menschen mit Demenz nicht mehr darüber nachdenken können, wen sie damit verletzen oder traurig machen. Sie handeln intuitiv und nur auf sich selbst schauend.

Für Sie als Angehöriger ist es nicht einfach, eine solche Veränderung in der Beziehung zu akzeptieren und sich auf die neue Struktur einzulassen. Der Erkrankte zieht jedoch aus der neuen Beziehung einen Lebensgewinn. Erst wenn Sie loslassen und dem Erkrankten dieses neue Glück „gönnen", werden Sie als wohlmeinender Helfer Einfluss nehmen können. Versuchen Sie hingegen, die neue Situation zu boykottieren, wird Ihr Angehöriger Sie aus seinem Leben ausschließen.

Gedankenblitz

Immer wieder passiert es im Leben, dass Partnerschaften auseinandergehen. Ein Mensch mit Demenz hat seine Gefühlswelt nicht verloren. Da die verstandesmäßigen Fähigkeiten abnehmen und moralische Bedenken nicht mehr greifen, werden die emotionalen Anlagen stärker betont.

Dies gilt natürlich nicht für jeden Krankheitsverlauf, doch ein Leben nur auf unsere Verstandesleistung aufzubauen erscheint mir zu wenig.

Dieses Buch gibt Ihnen auch einen kleinen Einblick in das, was Leben auch noch sein kann und was wir vielleicht schon vergessen haben.

2

Den Alltag aktiv und positiv gestalten

Nachdem Sie als Angehöriger mit der Diagnose Demenz konfrontiert worden sind, haben Sie Vieles versucht, um sich auf die neue Situation einzustellen. Sie haben immer wieder an die Vernunft des Erkrankten appelliert, Sie waren ganz besonders hilfsbereit und freundlich. Sie haben aber auch festgestellt, dass etliche Situationen konfliktreich ausgegangen sind. Zeitweise haben Sie resigniert.

> Wenn jemand daran erkrankt, dann kann man nichts mehr machen, sagt die Tochter von Frau S., die ihre demenzkranke Mutter pflegt.

In diesem Buch möchte ich Ihnen zeigen, dass Sie sehr wohl – mit den richtigen Kommunikationsstrategien – das Verhalten und den entspannten Umgang in der Familie beeinflussen und steuern können. Machen Sie sich bewusst, dass Sie als Betreuender aktiv Einfluss auf das Geschehen nehmen können.

2.1   Die Betreuungssituation

2.1.1   Veränderungen im Alltag

Wenn Sie sich als Angehöriger trauen, eine Fortbildungsveranstaltung zum Thema Demenz zu besuchen, bringen Sie viel Mut auf. Sie ahnen, dass

© Der/die Autor(en), exklusiv lizenziert an Springer-Verlag GmbH, DE, ein Teil von Springer Nature 2022
M. Pigorsch, *Diagnose Demenz: Ein Mutmachbuch für Angehörige*, https://doi.org/10.1007/978-3-662-65291-6_2

Familiengeschichten, Gefühle Ereignisse und Prägungen des Lebens nach außen getragen werden könnten.

Auf der einen Seite wissen Sie, dass mit Ihrem Vater, Ihrer Mutter oder Ihrem Ehepartner etwas vor sich geht, aber sich der Situation stellen heißt: Das eigene Leben verändern.

Den meisten Menschen ist am Anfang nicht bewusst, wie radikal diese Erkrankung ihr Leben beeinflussen wird und wie mit dem weiteren Fortschreiten der Krankheit der Einschnitt in die eigene Lebenssituation ist. Deutlich zeigt sich aber, dass selbst kleine Abweichungen von der Alltagsroutine viele Menschen stark verunsichern.

Im Laufe unseres Lebens entwickeln wir Rituale wie z. B. der erste Gang zur Toilette nach dem Aufstehen oder die sportliche Aktivität einmal in der Woche, die unsere Zeit strukturieren und die uns Halt geben in einem hektischen Alltag. Durch diese wiederkehrenden Gewohnheiten erleben wir Sicherheit und Stabilität. Mit der Erkrankung Demenz hingegen werden sich gewohnte Verhaltensmuster oder lieb gewonnene Tagesstrukturen verändern.

> **Was Angehörige sagen**
> - „Wir müssen heute zwei Stunden früher aufstehen, um zum Arzt zu gehen, mein Mann zieht sich, während ich ihn versuche anzuziehen, zwischendurch immer wieder aus!" (Ehefrau, 87 Jahre)
> - „Ich kann nicht mehr Fernsehen, meine Frau läuft im Zimmer auf und ab und schimpft mit dem Fernsehgerät!" (Ehemann, 85 Jahre)
> - „Ich schlafe nicht mehr richtig, da ich mit einem Ohr immer höre, ob in der Wohnung unter uns, in der meine demenzkranke Mutter lebt, alles in Ordnung ist und sie nicht wieder aufgestanden ist." (Tochter, 60 Jahre)
> - „Wenn ich zu Hause bin, lebe ich in der ständigen Angst, dass mein Vater in seiner Wohnung nicht zurechtkommt!" (Sohn, 58 Jahre)

Zum einen ist die neue Lebenssituation so überfordernd, zum anderen möchte man seine familiären Probleme nicht nach außen tragen.

Dies erklärt, warum Angehörige so spät Hilfe suchen, oder aber den Weg in Angehörigen- oder Schulungsgruppen nicht finden.

2.1.2 Veränderung der Persönlichkeit

Die Erkrankung Demenz bringt Symptome mit sich, die auch die Persönlichkeit des Erkrankten verändern, wie beispielsweise der Abbau von Gehirnzellen. Halten Sie sich jedoch vor Augen, dass Ihr Angehöriger keine „persönliche Schuld" an seiner Erkrankung hat. Dies ist gerade anfangs nicht leicht.

Was Angehörige sagen
- „Sie war immer so nett und bescheiden, jetzt kann ich ihr nichts mehr recht machen!" (Tochter, 55 Jahre)
- „Ich mache alles falsch, was soll ich nur tun?" (Frau R., 45, die ihre Mutter pflegt)
- „Wenn man mit ihr nicht mehr sprechen kann, dann hat es auch keinen Zweck mehr, euch zu besuchen!" (Frau D. zu ihrer Freundin, die ihre erkrankte Mutter zu Hause pflegt).

Kommt es in der Familie dann noch zu verbalen oder tätlichen Angriffen, so nehmen die Angehörigen aus Scham, Angst und Verzweiflung keine Hilfe in Anspruch.

Gedankenblitz

Durch das konfliktreiche Zuhause und die ständige Anwesenheitsnotwendigkeit isolieren die Angehörigen sich und den Erkrankten. Das Umfeld und die Gesellschaft isolieren sie folglich ebenfalls, doch nur aufgrund der eigenen Hilflosigkeit im Umgang mit der Erkrankung. Durchbrechen Sie diesen Teufelskreis!

2.2   Das Krankheitsbild

Das Lesen der Beschreibung des Krankheitsbildes und der Therapiemöglichkeiten reicht für viele Angehörige nicht aus, um die vielen Facetten der Krankheit zu erfassen und sich in ihrem Verhalten darauf einzustellen.

Alte Familiengeschichten versperren durch die angestauten Gefühle den neutralen Blick auf das Krankheitsbild. Konflikte aus der Vergangenheit (Probleme in der Partnerschaft, nicht verziehene Verletzungen oder entstandene Wunden aus der Kindheit), werden bei Eheleuten, Töchtern oder Söhnen, die sich um ihre erkrankten Eltern kümmern, plötzlich sichtbar. Auch die Lebensbiografien, die zum Teil noch in der Kriegs-und Nachkriegszeit gespielt haben tragen dazu bei, dass verdrängte Erlebnisse oder Traumata in der Familie mit dem Ausbruch der Erkrankung Demenz in den Vordergrund gelangen.

Buchtipp
Sabine Bode, Frieden schließen mit Demenz. Klett Cotta 2014 (ISBN: 978-3-608-94806)

Die Kölner Journalistin Sabine Bode (geb. 1947): „Es ist an der Zeit, den Horror-szenarien im Zusammenhang mit Demenz eine positive Vision entgegenzusetzen."

Diese psychischen Stolpersteine führen zu einer lebhaften Auseinander-setzung mit sich selbst und den zu betreuenden Personen. Häufig läuft dieser Prozess unbewusst ab und wird nur durch Störungen im Alltagsleben erkennbar.

In Schulungen oder Selbsthilfegruppen reflektieren Sie Ihre eigene Situation durch angeführte Beispiele, und mit dem erlernten Wissen können Sie Lösungsstrategien für sich selbst entwickeln.

Dies führt zu einer nachhaltigen Veränderung der Familiensituation und in den häufigsten Fällen zu einer entspannteren Betreuungssituation.

Was Angehörige sagen
- „Nachdem ich die Sichtweise meiner Mutter verstanden habe, kann ich mit dem Geschehenen umgehen!" (Tochter, die sich nicht wertgeschätzt fühlte)
- „Ich rede nicht mehr dagegen und alles ist gut!" (Ehemann, dem es schwer-fiel, die subjektive Wahrheit seiner Frau anzuerkennen).
- „Dann soll er doch die Krümel einzeln vom Boden aufsammeln, ob wohl das in meinen Augen der Staubsauger machen könnte. Wenn er das tut, habe ich Zeit für mich!" (Ehefrau, die das zwanghafte Sauberkeitsbestreben ihres Mannes aushalten musste und Angst hatte, dass er fallen könnte.)
- „Ich bin heute nicht mehr das Opfer. Ich überlege vorher was ich möchte und wie ich es einfädle!" (Tochter, die sich von der Mutter immer wieder-beschimpfen lassen musste)
- „Mein Mann kann besser mit meiner Mutter umgehen, also ist er dran, wenn es brenzlig wird!" (Tochter, die akzeptieren konnte, dass die Mutter auf männlichen Bezugspersonen besser reagiert)

» Zu begreifen, dass sich die Familiendynamik ver-ändert hat, dass der Mensch ab einem gewissen Zeitpunkt nicht mehr verstandesmäßig zu er-reichen ist, sondern die Ansprache über das Gefühl braucht, ist ein Weg, der sich lohnt. Es ist aber auch ein beschwerlicher Abschnitt im Leben, da er ohne Verzeihen, ohne Trauer und ohne Veränderung in der eigenen Person nicht auskommt.

Wenn Sie sich auf den Weg machen, hilft dies nicht nur Ihrem Mann, Ihrer Mutter, Ihrem Vater oder einem anderen, in der Regel helfen Sie sich auch selbst. Sie finden wieder einen besseren Weg zu Ihren eigenen Gefühlen und Antrieben.

Gedankenblitz

Antriebe sind eine vom Bewusstsein unabhängige Kraft, welche als innere Energie psychische und physische Vorgänge steuert.

Was Angehörige sagen
- „Nachdem ich diesen Kurs gemacht habe, gehe ich nicht nur mit meiner Mutter anders um, auch meine Kinder profitieren davon, eigentlich jedermann!" (Tochter, die die Mutter im eigenen Haus betreut)
- „Ich habe es endlich gewagt, meiner Schwester zu sagen, dass sie mir bei der Betreuung helfen muss!" (Tochter, die überfordert war und Hilfe eingefordert hat)
- „Ich fühle mich in dieser Gruppe so wohl, da ich endlich weiß, dass auch andere Menschen ähnliche Probleme haben!" (Ehefrau, die unter der Isolierung sehr gelitten hat)
- „Ich habe immer gedacht, dass ich Fehler über Fehler mache. Jetzt erkenne ich, warum diese Konflikte da sind!" (Sohn, der die schwierige Betreuungssituation mit dem Vater auf die eigene Kindheit zurückführen konnte)

》Sich auf die Krankheit Demenz einzustellen bedeutet, mich besser kennenzulernen, zu verstehen was mich bewegt und authentischer, sprich wahrhaftiger zu kommunizieren – sowohl mit mir selbst als auch mit meinem Angehörigen.

Wer das Prinzip verstanden hat

- streitet nicht mit Menschen mit Demenz, denn unsere Streitkultur basiert auf der Annahme der Vernunft, während der Demenzkranke auf der Gefühlsebene streitet.
- erhält Einsichten, dass unser eigenes Verhalten oft nicht so anders ist, als die Ausdrucksmöglichkeiten des Menschen mit Demenz. Denn auch wir

sind oftmals „unvernünftig". Haben sie schon einmal versucht einen über-
gewichtigen Menschen von seinem gesundheitsschädlichen Verhalten zu
überzeugen und hat er anschließend sich besser ernährt und Sport ge-
trieben? Oder hat ein Extremsportler seinen Einsatz verringert aufgrund
Ihrer Intervention bezüglich seiner Gesundheit? In den meisten Fällen sind
die Versuche nicht von Erfolg gekrönt.

- akzeptiert die Rituale und Gewohnheiten des Erkrankten. Der eine liebt es
  im Morgenmantel zu frühstücken, der andere braucht sein morgendliches
  Joggen. Unsere lieb gewonnenen Eigenarten bestimmen unser Leben und
  geben uns Sicherheit. Wollen wir einen Menschen mit Demenz in einen
  von uns strukturierten Tagesablauf integrieren, ist dies oft zum Scheitern
  verurteilt, da er an seinen geliebten Ritualen festhält, weil sie ihm
  Orientierung geben.
- bietet Hilfe an. Behandeln Sie als Tochter, externe Pflegekraft, Nachbarin
  oder Ehefrau den zu betreuenden Angehörigen nicht überfürsorglich, sondern geben Sie Hilfestellung, da wo sie gewünscht wird. Da sein ist oftmals
  schon genug. Machen Sie ein Angebot der Unterstützung und der Mensch
  mit Demenz entscheidet, ob er es annimmt, oder nicht. Dies kann natürlich nur klappen, wenn noch Ressourcen von Eigenständigkeit vorhanden sind.

> **» Diese Prinzipien erleichtern die tägliche Pflege und Betreuung erheblich und machen das Zusammenleben mit Demenzkranken zu einem neuen Erfahrungsschatz.**

2.3   Fazit

Die Krankheit Demenz erfordert von den Angehörigen, dass sie sich auf den
Weg machen, mehr über die Krankheit zu erfahren, damit sie die Herausforderung der Pflege und Betreuung annehmen können. Angehörige nehmen
positiven Einfluss auf das Geschehen, indem sie sich in die Situation des Erkrankten hineinversetzen und wertschätzend kommunizieren.

3

Das Krankheitsbild Demenz verstehen

3.1 Sich Wissen über das Krankheitsbild aneignen

Heute kann man sich im Internet oder in Fachbüchern viel Wissen über das Krankheitsbild Demenz aneignen. Viele Angehörige kommen in die Schulungen und verfügen über vielfältige Informationen. Es sind aber nur Informationen, das heißt, sie sind nicht mit Leben gefüllt. Oftmals sind sie für die Angehörigen nicht auf die eigene Situation übertragbar. Sie sagen nicht konkret aus, was ich tun kann, wenn mein Angehöriger böse reagiert, obwohl ich es gut meine. Ein Beispiel:

Ich versteh das nicht, gestern konnte mein Mann
sich noch die Schuhe zubinden und heute tut er so, als könnte er es nicht mehr. Der will mich nur ärgern!
Frau A. ist zornig.

Mein Tipp

Menschen mit Demenz können von heute auf morgen eine Alltagsfähigkeit verlieren, die auch nicht mehr wieder erworben werden kann. Gutes Beobachten zeigt Ihnen deutlich, dass hier eine Kompetenz verloren gegangen ist und Sie Hilfe anbieten sollten. Aufgrund der fehlenden kognitiven Leistungen können Demenzerkrankte uns nur in der Anfangszeit der Erkrankung „bewusst ärgern", im fortgeschrittenen Krankheitsstadium ist dies hingegen nicht mehr möglich, denn zum Ärgern gehört „das Denken", und dieses ist beschränkt.

© Der/die Autor(en), exklusiv lizenziert an Springer-Verlag GmbH, DE, ein Teil von Springer Nature 2022
M. Pigorsch, *Diagnose Demenz: Ein Mutmachbuch für Angehörige*, https://doi.org/10.1007/978-3-662-65291-6_3

3.1.1 Der Bezug zur „inneren" und „äußeren" Welt

Dement zu werden bedeutet, den Bezug zur inneren sowie äußeren Welt langsam zu verlieren! (Abb. 3.1)

Stellen Sie sich vor, ich setze Sie in ein Flugzeug und fliege mit Ihnen in die Wüste Gobi. Ohne Kompass, Nahrung oder anderweitige Hilfsmittel setze ich Sie aus und überlasse Sie Ihrem Schicksal. Sie wissen nicht, wo es etwas zu trinken gibt, wo Sie aufs Klo gehen können, wer für Sie da ist und wie Sie nach Hause kommen.

Demenz heißt „weg vom Geist oder Verstand", beinhaltet aber nicht, dass auch die gefühlsmäßigen Erfahrungen verloren gehen. In der Demenz erfährt der erkrankte Mensch, dass ihm immer mehr Fähigkeiten abhandenkommen.

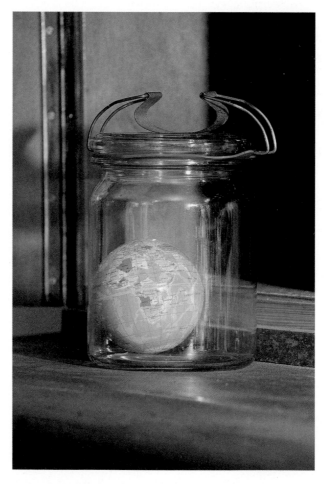

Abb. 3.1 Leben in einer anderen Welt

Erst stellt er fest, dass er nicht mehr weiß wo seine Brille ist und auch nicht mehr nachvollziehen kann, wo er sie zuletzt hatte. Oder dass er sich nicht mehr erinnern kann, wer gestern zu Besuch gekommen ist.

Diese Störung der Hirnleistungsfähigkeit nimmt zu, und der Erkrankte verliert immer mehr die Orientierung hinsichtlich der **äußeren Welt**. Er kann nicht mehr sagen, wo er lebt, wie seine Kinder heißen und wie er zum Bäcker kommt oder gekommen ist. Doch nicht nur der Bezug zur äußeren Welt, sondern auch zur **inneren Welt** wird durch die Hirnleistungsstörung betroffen. Menschen verzweifeln daran, dass sie nicht mehr wissen, welche Arbeit sie ausgeübt haben, welche Träume sie hatten und welche Musik für sie entspannend oder anregend war.

Die Tagespresse führt uns vor Augen, wie rasant die Zahl der an Demenz erkrankenden Menschen stetig ansteigt (Quelle: Welt am Sonntag, 10.03.2013):

- 200.000 Neuerkrankungen pro Jahr
- 1–1,2 Millionen Alzheimer Patienten (bis 2030 wären es 2 Millionen)
- 7 Jahre beträgt die durchschnittliche Krankheitsdauer
- 95 % sind älter als 65 Jahre

Diese große Gruppe von Erkrankten ist auf dem Weg, sich Gehör zu verschaffen. Bei genauerer Betrachtung wird deutlich, dass die wichtigste Therapie dieser Krankheit darauf baut, verlässliche, kompetente Bezugspersonen zu haben.

Wir leben in einer Zeit, in der Menschen sich fast ausschließlich über ihren Verstand, ihre Leistungsfähigkeit, ihre Fähigkeit zum Multitasking oder Flexibilität definieren. Auch in der Werbung erleben wir den „fitten Alten", der noch im hohen Alter Berge erklimmen kann oder mit Hilfe eines Schmerzgels Fußballspielen und abends noch tanzen kann. Nur sind dieses eher die Ausnahmen.

Dem gegenüber steht diese große Anzahl von Menschen, die sich aufgrund ihrer demenziellen Erkrankung vom Geist verabschieden und uns mit ihrem Gefühl herausfordern. Sie verlassen die Spielregeln der zivilisierten Welt, sagt Dr. med. Jan Wojnar (Wojnar 2014; siehe auch Box „Dr. Jan Wojnar") und greifen auf urtypische Verhaltensweisen aus der Kindheit oder einer einfacheren Gesellschaftsform zurück.

Dr. Jan Wojnar

Dr. Jan Wojnar, ist Facharzt für Neurologie und Psychiatrie und leitet den Psychiatrischen Dienst des Landesbetriebs Pflegen und Wohnen in Hamburg. Er entwickelt neue modellhafte Einrichtungen für Menschen mit Demenz.

»Demenz erreicht jede Gesellschaftsschicht. Jeder kennt Prominente wie Ronald Reagan und Helmut Zacharias, die ebenfalls erkrankten oder verstorben sind.

3.2   Die verschiedenen Erkrankungen

Unter dem Überbegriff Demenz verbergen sich verschiedene Erkrankungen. Oftmals wird der Name des Entdeckers zum Sinnbild für diese Erkrankung wie bei Dr. Alois Alzheimer = Alzheimer-Demenz.

- Alzheimer Demenz (50 % aller Demenzen)
- Demenz vom vaskulären Typ (20 %)
- Pseudodemenz infolge von Depression
- Morbus Parkinson
- Lewy-Körper-Demenz
- Frontotemporale Demenz
- und andere

3.2.1   Die Alzheimer Erkrankung

Die Alzheimer-Erkrankung ist die bekannteste unter den Demenzerkrankungen in der Gesellschaft.

„Morbus Alzheimer, krankhafter Verlust von Nervenzellen und Schrumpfung des Gehirns." (Pflege direkt 2013)

Symptome
- Orientierungsstörungen: der Zeit, des Ortes, der Person und der Situation
- Sprachstörungen und Wortfindungsstörungen
- Verlust der Sprache
- Zunehmende Unfähigkeit Alltagskompetenzen wahrzunehmen

3.2.2   Die vaskuläre Demenz

„Erkrankung des Gehirns, die durch Durchblutungsstörungen ausgelöst wird und häufig zu Schlaganfällen (Apoplexie) führt. Sie wird auch Multiinfarktdemenz genannt MID." (Pflege direkt 2013)

Symptome
- Bewegungsstörungen
- Wahrnehmungseinschränkungen (Gesichtsfeld, Temperatur)
- Psychische Veränderungen (Stimmungsschwankungen)

3.2.3 Pseudodemenz

Bei der Pseudodemenz steht unter Umständen die Depression als Erkrankung im Vordergrund. Der erkrankte Mensch zeigt Konzentrations- und Antriebsstörungen, er weist Rückzugsverhalten auf, seine Interessen und seine Aufmerksamkeit sind reduziert.

» Hier gilt es abzuklären, ob es sich um eine Depression (behandelbar) oder Demenz handelt. Oftmals treten beide Erkrankungen auch gemeinsam auf.

3.2.4 Morbus Parkinson

Die Erkrankung Morbus Parkinson entsteht durch einen Abbau von Dopamin, der zur Bewegungssteuerung notwendig ist. Durch die Zerstörung der Zellen kommt es hier zu nachfolgenden Symptomen:

- Verlangsamung der Bewegung
- Ein Unwillkürliches Zittern
- Instabilität bei der Körperhaltung
- Kognitive Störungen (Gedächtnis, Verlangsamung der Denkvorgänge)
- visuell-räumliche Störungen

Heute weiß man, dass viele der an Parkinson Erkrankten auch eine Hirnleistungsstörung im Verlauf der Krankheit entwickeln oder depressive Verhaltensanteile zeigen.

3.2.5   Die Lewy-Körper-Demenz

„Erkrankungen des Gehirns, bei der sich in den Nervenzellen des Gehirns dauerhaft Eiweißreste (Lewy-Körperchen) ablagern. Diese Lewy-Körperchen lagern sich in der Großhirnrinde sowie im Hirnstamm an und stören die Kommunikation der Nervenzellen. Die Lewy-Body-Demenz ist derzeit nicht heilbar." (Pflege direkt 2013)

Symptome
- Schlafstörungen
- visuelle Halluzinationen
- häufige Stürze
- unwillkürliche motorische Störungen

3.2.6   Frontotemporale Demenzen

Es sind Demenzen, weil es verschiedene Formen und Ausprägungen gibt. Der Abbau von Nervenzellen passiert hier im Stirn-Schläfenbereich. Dieser Bereich ist für unser Sozialverhalten und für die Kontrolle der Gefühle zuständig. Menschen mit einer frontotemporalen Demenz zeigen deutliche Verhaltensveränderungen- und Auffälligkeiten. Für Angehörige ist dies eine sehr belastende Situation, da es immer wieder zu einem aggressiven Verhalten kommt, was unberechenbar ist. Diese Krankheit tritt auch bereits in der mittleren Lebensphase auf.

Symptome
- Antriebsarmut, keinerlei emotionale Beteiligung oder
- Aggressives, lautes, unbeherrschtes Verhalten oder
- Sexuelle Enthemmung
- Störungen in der Sprache
- Körperstarre, Inkontinenz

Weitere Erkrankungen sind: Creutzfeld- Jakob Krankheit, Chorea-Huntingtonsche Krankheit, Korsakow Syndrom und mehr. Sie alle schädigen Nervenzellen und führen zu Abbau von Gehirnzellen.

Wenn Sie jetzt voller Sorge aufgrund dieser vielen Symptome sind und Angst haben, dass dies alles auf Sie zukommt, dann sage ich Ihnen aufgrund der Erzählungen anderer Betroffener, es kann, aber es muss nicht. Jede Demenz verläuft anders, aufgrund der unterschiedlichen Persönlichkeiten, die wir alle haben. Es kommt auch nicht alles auf einmal, dies ist eine fortschreitende Erkrankung. Auch auftretende Symptome wie zum Beispiel Schlafstörungen, können sich nach einer gewissen Zeit verlieren, und Ihr Angehöriger schläft wieder durch. Gerade am Anfang des Krankheitsverlaufes reagieren Menschen mit Demenz stark verunsichert auf diese Fehlleistungen des Gehirns und können die Symptome nicht einordnen. Besonders schwer fällt dies auch darum, weil es „gute und schlechte Tage" gibt.

Gedankenblitz

Auch wir kennen „gute und schlechte Tage", nichts gelingt und man hat das Gefühl „mit dem falschen Bein" aufgestanden zu sein. Dementen Menschen ergeht es ebenso. Deshalb überprüfen Sie bei Fehlleistungen auch in den nächsten Tagen immer wieder, ob sie dauerhaft auftreten (z. B. falsches Anziehen der Kleidungsstücke) oder ob es der „Tagesverfassung" geschuldet war.

Wenn Sie als Angehöriger nun erkennen, dass es zu einer dauerhaften Einschränkung der Alltagsfähigkeiten gekommen ist, seien Sie behutsam. In den meisten Fällen spürt auch der Betroffene instinktiv, dass diese Fehlleistungen nicht auf Stress oder Überarbeitung zurückzuführen und auch nicht als „schlechter Tag" zu werten sind, sondern dass sich etwas in ihm selbst verändert. Er hat Angst, abgewertet zu werden und versucht, diese „Missgeschicke" durch allerlei Ausreden und Verharmlosungen zu vertuschen.

Beliebte Methoden Betroffener, Anzeichen der Erkrankung abzuwerten

Verharmlosung

- „Da hat mich Frau X so nervös gemacht, dass ich aus Versehen die Schuhe in den Kühlschrank gestellt habe!"

Eine Krankheit vorschieben (aus Angst, sich zu verlaufen)

- „Ich habe heute solche Kopfschmerzen, ich kann nicht spazieren gehen!"

Die Schuld auf andere schieben

- „Meine Tochter räumt alles immer an den falschen Platz und ich finde nichts wieder!"

Merkzettel schreiben, die nie benutzt werden

- „Warten Sie bitte, ich schreibe mir nur kurz die Nummer auf!"

Konfabulieren (auf eine einfache Frage eine ausschweifende Antwort geben, die keinen Sinn macht. Grund: Der Mensch mit Demenz hat keine Antwort auf die gestellte Frage.)

- „Da bin ich dahingegangen und dann kam einer der wollte was sagen ist dann aber wieder weg und ich stand da …!"

Bruchstückhafte Orientierung

- Es werden nur noch bekannte Strecken gefahren oder gegangen, nur noch einzelne Lebensmittel werden eingekauft, davon gibt es dann im Übermaß.

Isolation

- Der Mensch mit Demenz ist fast gar nicht mehr zu motivieren, da er sich nur noch in der gewohnten Umgebung sicher fühlt.

Rückzug in sichere, glückliche Tage, Wirklichkeitswelten und Erinnerungen

- Der Erkrankte erzählt immer wieder eine schöne Begebenheit aus seinem Leben.

Beispiel

Eine erkrankte 93-jährige Dame, Frau K., hat in früheren Jahren mit Leidenschaft einen Kiosk betrieben, der im Stadtteil die gemeindenahe Zeitung war. Sie saß nun vorwiegend im Altenheim im Foyer und sprach Besucher auf diese Zeit und die alten Geschichten an.

„Kannst Du dich noch an Karl erinnern, der wohnte doch direkt neben der Bahn und der hatte doch ein Bratkartoffelverhältnis mit …!"
Wenn dann die Besucher erstaunt waren, dass Frau K. diese Geschichte (es war immer die gleiche) noch kannte sagte sie: „Hauptsache, das Köpfchen funktioniert noch!"

Gefühlskarussell

Die Stimmungen schwanken sehr stark und sind oft nicht aufgrund von Gegebenheiten erklärbar.

Grundsätzlich lässt sich sagen, dass die unterschiedlichen Erkrankungen im Alltagsleben zu bewältigen sind, wenn Sie als pflegender und betreuender Angehöriger eine positive Haltung gegenüber dem Menschen mit Demenz einnehmen.

»Wichtig ist es, empathisch zu reagieren. Fühlen Sie sich in die Welt des Orientierungslosen ein. Beobachten Sie ihn und sein Verhalten.

Läuft er mit offener Hose durch die Wohnung kann es sein, dass er den Weg zur Toilette sucht, aber nicht findet.

Sagt er immer wieder, dass er nach „Hause will", obwohl er zuhause ist, kann dies ein Zeichen sein, dass er überfordert ist und ins Bett möchte.

Kann es sein, dass die Unruhe daher rührt, dass die Medikamente, zu Bauchschmerzen aufgrund von Verstopfung führen. Menschen mit Demenz können oft nicht erklären, was der Grund für ihr Verhalten ist.

Nehmen Sie die Gefühle und das Verhalten, auch wenn es nicht immer angemessen vorgetragen wird wahr, und suchen Sie nach den Beweggründen.

3.3 Fazit

Unter dem Begriff Demenz verbergen sich verschiedenartige Krankheitsbilder. Allen gemeinsam ist, dass es zu Veränderungen im Gehirn kommt. Dies ist für die Betroffenen schwer zu verkraften, da das Lebenswertgefühl und die Selbstbestimmung beeinträchtigt werden. Hilfreiche Bezugspersonen, die eine wertschätzende Ansprache geben helfen, diese Störungen erträglich zu machen.

Literatur

Pflege direkt, Altenpflegehilfe (2013) Fachwissen für Helfer und Assistenzberufe in der Altenpflege, 1. Aufl. Westermann

Wojnar J (2014) Die Welt der Demenzkranken, 1. Aufl. Vincentz, Hannover

4

Das häusliche Umfeld gestalten

4.1 Die häusliche Situation einschätzen

Menschen leben unter verschiedensten Voraussetzungen und Bedingungen. Mit der Erkrankung eines Familienmitgliedes an Demenz muss die häusliche Situation neu überdacht werden. Wie kann die Wohnung sicher und bedarfsgerecht auf die Bedürfnisse des Angehörigen angepasst werden, damit Eigenständigkeit und Selbstbestimmung noch gelebt werden können. Welche Netzwerke gibt es für die Betreuung des Erkrankten? Sollen Außenstehende über das Krankheitsbild informiert werden? Welche Besonderheiten sind in der betroffenen Familie zu beachten? Hier ein Beispiel:

> Mein Mann schläft jetzt im Arbeitszimmer. Das ist direkt neben der Toilette, da habe ich weniger Angst, dass er fällt, erklärt Frau D. ihrer Nachbarin

Jede Familie lebt mit unterschiedlichen sozialen und räumlichen Gegebenheiten. Entscheidend ist immer, wer als Person zu einem Familiensystem gehört. Manchmal haben eine längst verstorbene Tochter oder ein im Ausland lebender Sohn einen wichtigen Part, wenn es um existenzielle Entscheidungen geht, da sie gedanklich immer berücksichtigt werden.

Familie ist ein dynamisches Beziehungsnetz miteinander verbundener Menschen, die wechselseitig aufeinander reagieren, sich gegenseitig in ihrem Erleben und Handeln beeinflussen. Familie ist ein Überlebenssystem.[1]

---

[1] Fachtagung der Bayerischen Stiftung Hospiz Schloss Schney, 19.11.2007 Petra Rechenberg-Winter

© Der/die Autor(en), exklusiv lizenziert an Springer-Verlag GmbH, DE, ein Teil von Springer Nature 2022

M. Pigorsch, *Diagnose Demenz: Ein Mutmachbuch für Angehörige*,
https://doi.org/10.1007/978-3-662-65291-6_4

Beispiel
Frau S. 79-jährig, an einer Demenz erkrankt, war mit ihrer bereits verstorbenen älteren Tochter sehr eng verbunden. Alle wichtigen Entscheidungen haben sie gemeinsam getroffen. Heute wird sie von ihrer jüngsten Tochter gepflegt.

Immer wieder spricht sie die Pflegende mit dem Namen der verstorbenen Tochter an und glaubt an deren Anwesenheit. Manchmal reagiert die jüngere Tochter enttäuscht und korrigiert sie. Dann wird Frau S. sehr zornig.

Es ist wichtig, dass pflegende Kinder den Lebensrucksack, den die Eltern getragen haben, anschauen und erkennen, was das Verhalten der Eltern heute noch in der Erkrankung bewirkt. Hier ein Beispiel: Der frühe Vogel fängt den Wurm! (85-jähriger demenzkranker Mann, der um vier Uhr morgens aufstand, zum Ärger seiner Tochter)

Auch können Überzeugungen und Versprechen, die früher Gültigkeit hatten, innerhalb einer Partnerschaft heute sehr belastend sein, wenn die Kraft bei beiden Eheleute nachlässt. Hier ein Beispiel:

Wir bleiben zusammen in guten und schlechten Zeiten! (Eheversprechen eines alten Ehepaars, wo die Frau an einer Demenz erkrankte und der 94-jährige Ehemann überfordert war).

4.2   Das häusliche Milieu verbessern

Wenn Sie innerhalb Ihrer Familie die große Herausforderung der Pflege eines Menschen mit Demenz annehmen möchten, brauchen Sie:

- Transparente Umgangsregeln
- Eigenverantwortung und individuellen Gestaltungsraum der Familienangehörigen
- Kommunikation als Möglichkeit, Probleme zu besprechen, zu klären und Lösungsoptionen auszuhandeln
- Übereinkunft, dass Fehler menschlich und korrigierbar sind
- Gelassenheit, mit Niederlagen leben können
- Zukunftsträume, Entspannung und Rückzugsräume sowie die Möglichkeit die neuen Erfahrungen mit dem Erkrankten zu nutzen.

In meinen vielen Berufsjahren konnte ich feststellen, dass auch regionale, städtische oder dörfliche Strukturen Einfluss auf das Selbstverständnis von Familie haben.

Oftmals ist es in der Stadt einfacher, außerhäusliche Hilfen in Anspruch zu nehmen, da man hier nicht so sehr unter der Beobachtung durch die Nachbarn steht wie in dörflichen Regionen. Ich konnte selbst erfahren, dass es in manchen Gebieten noch nicht gesellschaftlich akzeptiert ist, sich eine Auszeit zu nehmen, wenn die Pflege überfordert.

Mein Tipp

Machen Sie sich frei von der Meinung der anderen. Nehmen Sie frühzeitig Hilfsangebote und Beratung wahr, damit Sie die Gelegenheit haben, Ihren Angehörigen lange und selbstbestimmt betreuen zu können.

»Sie können Menschen mit Demenz nur qualitativ gut versorgen, wenn Sie ihre eigene Belastungsgrenze kennen und achtsam mit sich selber umgehen.

Erwachsene Kinder, die ihre Eltern pflegen, haben oftmals eigene Familien, die ebenfalls der Aufmerksamkeit bedürfen.

Ehepartner sind überfordert, wenn der Mensch mit Demenz in eine Krankheitsphase kommt, in der er nicht nur am Tag, sondern auch in der Nacht betreut werden muss.

»Mitarbeiter in der ambulanten Pflege berichten, dass sie zeitweise mehr Zeit darauf verwenden müssen, den pflegenden Angehörigen zu stützen, als den Menschen mit Demenz zu pflegen.

Beispiel

Frau Z., Mitarbeiterin eines ambulanten Dienstes, erzählt: „Wenn ich komme, berichtet die 85-jährige Ehefrau von Herrn S. erst einmal über alles, was sich seit meinem Weggang gestern ereignet hat. Sie kann nicht verstehen, was mit ihrem Mann passiert. Sie ist ganz aufgeregt und sie ist nervlich sehr belastet. Ihren Nachbarn erzählt sie nichts, weil sie sich schämt und jeder ihr einen Haufen neuer Ratschläge gibt. Die Kinder kommen selten zu Besuch, da sie das alles sehr belastet. Ich bin ihre einzige Ansprechpartnerin."

Sich außerhäusliche Hilfe zu suchen ist keine Bankrotterklärung der eigenen Pflegeleistung. Arbeiten Sie nicht isoliert vor sich hin, bis Sie zusammenbrechen.

»Pflegende Angehörige zählen laut Krankenkasse zu einer hohen Risikogruppe, da sie selbst oft schwer erkranken.

Schlafstörungen, Schmerzen innerhalb des Bewegungsbereiches, psychische Erkrankungen, Herz-und Kreislaufprobleme: Die Liste der Krankheitsbilder, die Angehörige aufzählen können, ist lang.

In einem Gedicht fällt der Ausspruch eines Menschen mit Demenz: „Verzweifle nicht, damit ich nicht verzweifle!" Ich weiß, dass dies leichter getan als gesagt ist. Oftmals bilden Verzweiflung und noch mehr Anstrengung und Sorge ein seltsames Paar.

4.2.1   Wenn Sorge zur Verzweiflung wird

Beispiel

Nach langen, intensiven Gesprächen hatte sich eine Ehefrau eines demenzkranken Partners bereit erklärt, mein Seminar zu besuchen. Bei der ersten Veranstaltung war sie kaum in der Lage den anderen Teilnehmern zuzuhören oder aber den Informationen zu lauschen, obwohl ihr Mann in einem Demenz-Café gut betreut wurde. Immer wieder sagte sie zwischendurch: „Ich glaube kaum, dass er sich dort wohlfühlt, ich muss zu ihm". Ebenso betonte sie aber auch: „Ich kann mich nicht mehr allein in der Wohnung bewegen, er ist immer hinter mir her! Ich halte das nicht mehr aus!" (Frau D. 76 Jahre alt, die seit vier Jahren ihren demenzkranken Mann betreut).

Der demenzkranke Ehemann klammert sich an seine Frau, die Frau kann aber ebenso kaum ihren Mann loslassen, obwohl sie sich durch ihn stark eingeschränkt fühlt.

Gedankenblitz

Stellen Sie sich diese Beispiele bildhaft vor. Je mehr der demenzerkrankte Ehemann sich aus Hilflosigkeit anklammert, desto mehr versucht die Ehefrau einerseits „nicht total vereinnahmt zu werden," auf der anderen Seite ist sie aber auch nicht in der Lage „los zu lassen" und sich Freiräume zu gönnen. Was glauben Sie, wie lange diese Situation leistbar ist?

Nach weiteren Seminareinheiten gelang es ihr immer besser, sich von der Sorge um ihren Mann während der Schulung zu befreien.

4.3   Anpassung der Wohnsituation

Versuchen Sie, innerhalb der Wohnung Veränderungen vorzunehmen, um sich das Leben leichter zu gestalten. Sichern Sie Treppen, mit Gittern um die Sturzgefahr zu verringern. Spiegel führen bei einigen Demenzerkrankten dazu, dass sie sich beobachtet fühlen oder dass sie einen Fremden in der Wohnung vermuten.

Sollte dies bei Ihrem Angehörigen zutreffen, hängen Sie die Spiegel ab.

Beispiel

Die Ehefrau von Herrn G. ist völlig verzweifelt. Ihr Mann, seit 3 Jahren an einer Demenz erkrankt, ist eifersüchtig auf sein eigenes Spiegelbild. Er erkennt sich selbst nicht mehr im Spiegel und glaubt, dass seine Frau einen neuen Liebhaber hat. Frau G. hängt alle Spiegel in der Wohnung ab. Doch damit nicht genug, sie erzählt: „Auch in die Stadt können wir nicht mehr gehen, dort kann man sich in den verschiedensten Dingen spiegeln, je nach Sonneneinstrahlung. Mein Mann beschimpft mich dann lautstark, indem er sagt, ich sei ihm untreu und keinen Pfennig wert." Frau G. fühlt sich in ihrer Lebensqualität stark eingeschränkt.

> » Schwer fällt es oftmals, einen Teil der Wohnlich-
> keit gegenüber pragmatischen Überlegungen auf-
> zugeben.

Ein Rollator oder gar ein Rollstuhl sind Hemmnisse in der Beweglichkeit und Selbstständigkeit. Viele Konflikte können durch eine zweckmäßige Wohnumfeldgestaltung vermieden werden. Das heißt Wohnungen müssen entrümpelt werden und lieb gewonnene Gegenstände müssen weichen. Gemütliches Licht muss durch helle Lampen, ohne Schlaglichter ersetzt werden, um dem demenziell erkrankten Menschen Sicherheit zu geben.

Badezimmer müssen umgebaut werden, damit die körperlich, anstrengende Pflege durch Hilfsmittel (Badewannensitz, barrierefreie Zugänge, Lifter, niedrige Waschbecken usw.) leichter wird. Die Raumaufteilung wird neu überdacht, damit der Weg zur Toilette kürzer ist oder ebenerdig erreicht werden kann. Ehepaare müssen unter Umständen getrennt schlafen, damit für den Pflegenden Schlaf überhaupt möglich ist. Hier geht es um individuelle Lösungen mit denen jedes Familienmitglied sich arrangieren muss und leben kann.

Mein Tipp

Stichwort Wohnraumberatung. Informieren Sie sich bei den Trägern der Gesundheitsfürsorge in Ihrer Gemeinde. Oft wird diese Aufgabe auch von Caritas, AWO, Maltesern und anderen gemeinnützigen Organisationen übernommen.

4.4   Fazit

Versuchen Sie als Angehörige sich das Leben in Ihrem häuslichen Umfeld zu erleichtern. Räumliche Veränderungen, die helfen die Ressourcen des Erkrankten zu erhalten stärken das Selbstwertgefühl Ihres Angehörigen und verringern Konflikte. Das Verteilen der Betreuungsaufgabe auf verschiedene Schultern hilft Ihnen beim Erhalt Ihrer physischen und psychischen Gesundheit.

5

Bindung und Biografie einbeziehen

Unter **Bindung** wird verstanden, wie Babys von ihrer Mutter oder Bezugsperson in den ersten Monaten des Lebens angenommen werden. Heute weiß man, dass dies für das Leben entscheidend sein kann. Ebenso ist die **Biografie**, nicht die Fakten in unserem Leben, sondern die entscheidenden Ereignisse die Basis für unsere Wertvorstellungen und Handlungsweisen. Hier ein Beispiel:

Herr J., an einer Demenz erkrankt, berichtet stolz:
„Ich war Abteilungsleiter in einer großen Firma, auf mein Wort hat man gehört!"

5.1 Die Bedeutung der Bindung

John Bowlby

John Bowlby, (1907–1990), englischer Psychiater und Psychoanalytiker. Er hat die Bindungstheorie entwickelt, die darüber Aufschluss gibt, wie sich der Lebenslauf von Menschen anhand ihrer Bindungsbeziehungen entwickelt.

Es ist für Menschen charakteristisch, starke affektive Beziehungen miteinander einzugehen. Einige der stärksten Gefühle hängen damit zusammen, wie diese Beziehungen sich entwickeln. „Während stabile Beziehungen eine Quelle der Freude und Sicherheit sind, lösen Trennung, Verlust bzw. drohen-

© Der/die Autor(en), exklusiv lizenziert an Springer-Verlag GmbH, DE, ein Teil von Springer Nature 2022
M. Pigorsch, *Diagnose Demenz: Ein Mutmachbuch für Angehörige*,
https://doi.org/10.1007/978-3-662-65291-6_5

der Verlust Angst oder Ärger oder Trauer und Depressionen aus." (Grossmann und Grossmann 2003, S. 22)

Mary Ainsworths (USA, 1913–1999) hat diese **Bindungstheorie** weitergeführt und sie praktisch umgesetzt und erforscht. Sie zeigte bei Kindern typische beobachtete Verhaltensmuster auf.

1. Muster: Sicher gebunden
2. Muster: Unsicher vermeidend
3. Muster: Unsicher ambivalent
4. Muster: desorganisierte Bindung

5.1.1 Muster: Sicher gebunden

Wenn Menschen als Säuglinge die Nähe und Zuneigung ihrer Bezugsperson (innerhalb der ersten neun Monate) bekommen haben und ihre Bedürfnisse erfüllt worden sind, werden sie **als sicher gebunden** beschrieben. Sie sind als Kind und auch als erwachsene Menschen in der Lage, sich auf neue Bezugspersonen einzustellen und Nähe und Distanz zu regulieren.

In der Demenz nehmen die Bindungsmuster an Bedeutung zu. Der Mensch mit Demenz, der sich als hilflos, ängstlich und desorientiert erlebt oder – wie Mary Ainsworths sagt – in einer fremden Situation wiederfindet, braucht die sichere Bindung zu einer Bezugsperson. Erst durch sie kann er getröstet und beruhigt werden. Durch die sicheren Erfahrungen in seiner Kindheit hat er Vertrauen in seine Umwelt und kann Hilfe auch von anderen Menschen annehmen, lässt sich trösten.

> Es wird für mich gesorgt, ich werde beschützt und genährt, ohne dass ich etwas dafür leisten muss, einfach, weil ich da bin. (Stuhlmann 2004)

In meiner Familie halten wir alle zusammen! (90-jährige Frau, an einer Demenz erkrankt, über ihre Familie)

5.1.2 Muster: Unsicher vermeidend

In der unsicher vermeidenden Bindung hat das Kind erlebt, dass Bindungen nicht jederzeit verfügbar sind. Es verinnerlicht, dass es keinen Anspruch auf Zuneigung und Liebe hat. Gleichzeitig erfährt es auf geäußerte Bedürfnisse, Ablehnung und Zurückweisung.

Somit nimmt es als Selbstschutz keine Beziehungen auf, aus Angst wieder abgelehnt zu werden. Das Kind versucht, die negativen Gefühle zu kontrollieren und sich auf sich selbst zu verlassen.

In der Erwachsenenzeit wird dieser Mangel kompensiert, da geistige Fähigkeiten und die Selbstständigkeit im Handeln gegeben sind. Man braucht keine Nähe, man fühlt sich auch so wohl.

In der Demenz, wo Fähigkeiten verloren gehen, zeigt sich, dass diese Menschen keinerlei Hilfe in Anspruch nehmen wollen. Sie wirken immerfort gestresst.

Sie beharren auf ihrer Autonomie, obwohl sie in ihren Handlungsweisen unterstützt werden müssten, zum Beispiel:

„Sie brauchen mir nicht zu helfen, ich kann das allein!" (87-jähriger Mann, der völlig desorientiert ist)
„Ich bin schon gewaschen, ich habe Sie nicht bestellt!" (82- jährige Frau, die in ihrem Haushalt verwahrlost)

Hier ist es wichtig, die Distanz zu wahren und über die verbliebenen Ressourcen eine Beziehung aufzubauen.

Mein Tipp

Verstärken Sie die Botschaft: „Es stimmt, du warst immer sehr selbständig, Dir brauchte keiner zu helfen!"
Bedrängen Sie Ihren Angehörigen in diesem Moment nicht weiter. Bieten Sie nach zehn Minuten erneut Ihre Hilfe an.
Betonen Sie, dass es sich lediglich um Unterstützung handelt, da eine Hilfestellung nicht gebraucht wird.
Möglich ist auch darauf hinzuweisen, dass ja selbst Sie ab und zu Menschen bitten, Ihnen Beistand zu leisten.
Weiterhin planen Sie immer genügend Zeit ein, damit Spielräume (wie später wiederkommen, erst etwas anderes machen) möglich sind.
Fühlen Sie sich nicht persönlich angegriffen, weil Ihr Angehöriger Ihre gute Absicht nicht anerkennt.

Der Mensch mit Demenz erlebt nun die Zuverlässigkeit einer Bezugsperson und lässt langsam Nähe zu. So können negative Kindheitserinnerungen in positive Beziehungen verwandelt werden.

5.1.3 Muster: Unsicher ambivalent

In der Bindungstheorie wird die **unsicher ambivalente Bindung** beschrieben, die zutrifft, wenn die ersten Erfahrungen mit der Bezugsperson als nicht einschätzbar und zufällig erlebt werden. Auf Bedürfnisse vom Säugling kann mit Schutz und Sicherheit reagiert werden, ebenso kann es aber auch das Fehlen einer Reaktion oder die Zurückweisung eine Folge sein. Die Verhaltensweise der Bezugsperson ist zufällig und nicht verlässlich. Oftmals sieht man zudem ein Verhalten, was als überbehütend und als ständig eingreifend erlebt wird.

Durch diese starke Verunsicherung fühlt sich das Kind irritiert und versucht durch Anklammerung seine Situation zu verbessern. Es ist permanent angespannt.

In der Demenz, in der der Erwachsene durch den Verlust seiner geistigen Fähigkeiten wieder stark gefühlsbetont reagiert, erleben wir dann einen Menschen, der stark verängstigt und angespannt ist. Durch den ständigen Beziehungswunsch an die Pflege-oder Betreuungsperson wird die Kontaktaufnahme von dieser als äußerst anstrengend und nervig erlebt:

„Mein Mann nimmt mir die Luft zum Atmen!"
(Ehefrau eines 85-jährigen Mannes, der an Demenz erkrankt ist)

Beispiel
„Schwester, Schwester, bleiben Sie hier, ich habe Angst, dass etwas passiert!"
(92-jährige Frau, die ambulant gepflegt wird)

Hilfreich sind hier zuverlässige, verbindliche Absprachen, um die Not der Menschen zu lindern. Durch die immer wiederkehrende Beziehungsaufnahme, die Sie steuern, können sich Muster auflösen oder sie zeigen sich weniger rigide.

Mein Tipp
Gehen Sie auf die Angst ein indem Sie sagen: „Ich sehe, dass es dir nicht gut geht und du Angst hast. Deshalb beeile ich mich und komme schnell wieder!"

Wenn diese Versicherungen nicht helfen, und auch sonst keine Ablenkung zu einer Verbesserung führt, dann muss man es leider im wahrsten Sinne des

Wortes aushalten, dass man jetzt nicht weiterhelfen kann. Der Mensch mit Demenz bleibt dann allein!

Gedankenblitz

Auch wir müssen in unserem Alltag oft Situationen aushalten, die uns sehr stressen, weil wir uns machtlos oder hilflos fühlen.

5.1.4 Muster: desorganisierte Bindung

Bei der nach Ainsworths beschriebenen desorganisierten Bindung haben wir es mit Kindern oder Menschen zu tun, die im Laufe ihres Lebens traumatische Erfahrungen (Misshandlungen, sexueller Missbrauch etc.) gemacht haben. Das Kind, was Schutz und Berücksichtigung seiner Bedürfnisse braucht, kann dies nicht bekommen, weil es keine zuverlässige Bindungsperson gibt.

Es reagiert überwiegend ängstlich, bleibt nach Möglichkeit immer in der Nähe der Bezugsperson.

Als Erwachsene vollbringen diese Menschen in einigen Bereichen des Lebens häufig hervorragende Leistungen, versagen aber in anderen Bereichen, wo sie sich oft völlig hilflos fühlen.

In der Demenz suchen Menschen mit traumatischen Erlebnissen verstärkt Nähe. Oft zeigen sich auch neue Angewohnheiten wie in die Hände klatschen, sich selbst schlagen usw., die eine tiefe Verängstigung signalisieren. Dieses Verhalten ist sehr belastend und verunsichert Angehörige und das Umfeld, da es nicht beeinflussbar ist.

Beispiel
„Vater unser im Himmel, geheiligt werden dein Name …!" (95-jährige Frau, die den ganzen Tag ängstlich betet, da sie im Krieg erlebt hat, wie ihre Schwester verschüttet wurde. Sie konnte der Schwester nicht helfen und betet, damit sie trotz dieses traumatischen Erlebens in den Himmel kommt.)

Die unsicheren Bindungsmuster bleiben latent wirksam, wenn nicht im Erwachsenenleben erfolgreiche Bewältigungsstrategien gefunden worden sind. Dies können positive Partnerschaften, gute Freunde und psychische Hilfsangebote sein.

In der Pflege- und Betreuungsarbeit hilft uns die Auseinandersetzung mit den Bindungsmustern zu verstehen, welche Ansprache der Mensch mit Demenz braucht. Ist es wichtig, verstärkt Nähe zu geben oder baue ich Vertrauen auf, indem ich seine Autonomie anerkenne und eine gewisse Distanz einhalte.

Zu bedenken ist auch, dass meine eigenen Bindungserfahrungen eine Rolle spielen. Unter Umständen fällt es mir schwer, eine ambivalent gebundene Bewohnerin zu stützen, da ich selbst Nähe nicht gut ertragen kann (vermeidende Bindung). In der intensiven Betreuungsarbeit werden oftmals die Pflegenden mit ihren eigenen Bindungsmustern konfrontiert.

Beispiel
„Ich habe von meiner Mutter nie Liebe erfahren, ich kann mich an keine Liebkosung erinnern. Heute fällt es mir schwer, meine Mutter zu ertragen, wie sie ständig klagt und jammert!" (Tochter, 50, die ihre demenzkranke Mutter pflegt.)

Beobachten konnte ich auch, dass Menschen mit Demenz häufig Betreuungspersonen mit Verwandten aus früheren Zeiten in Verbindung bringen oder gar verwechseln. Anhand der Stimme, Gestik oder des Verhaltens löste dies dann entsprechend positive oder negative Erinnerungen aus, zum Beispiel:

„Klärchen, hilf mir!" (Altenpflegerin wird von dementer Bewohnerin, 87 Jahre, für die leibliche Schwester gehalten)
„Hilfe, Hilfe!" ruft ein Bewohner laut. Eine demente Mitbewohnerin hört dies, versteht „Ilse, Ilse" und erinnert sich, dass sie früher mit ihrem Namen immer geneckt wurde. Sie reagiert böse und will den Mann schlagen.

Es kann aber auch hilfreich sein, an Bekanntes anzuknüpfen, um Bindung herzustellen, beispielsweise über den Klang einer bekannten Melodie oder über das Essen.

Mein Tipp

Mit dem Satz „Es schmeckt wie bei Muttern!" kann an die Heimat, das Zuhause erinnert werden. Dies hilft oft dabei, auch schlechte Esser zum Essen zu motivieren.

5.2   Die Bedeutung der Biografie

5.2.1   Wichtige Ereignisse im Lebenslauf des Erkrankten

Eng verknüpft mit den Bindungserfahrungen eines Menschen ist die Biografie. Hier beschäftigen wir uns mit den prägenden Erlebnissen und Erfahrungen, die der Mensch mit Demenz im Laufe seines Lebens gesammelt hat. Dies sind Kriegserlebnisse, Tod von Kindern, einschneidende, existenzielle Erkrankungen, Verluste von lieb gewonnenen Personen und anderes.

Auf Krisen jeglicher Art reagieren Menschen individuell unterschiedlich.

Forschen Sie in der Familiengeschichte nach, um Handlungen, die Sie bisher nicht einschätzen konnten, besser zu verstehen.

Beispiele

„Ich weiß genau, was mein Mann will!" (Ehefrau, die ihren 87-jährigen Mann pflegt)

Das ist richtig, aber nur für die Zeit, die das Ehepaar gemeinsam verbracht hat. In der Demenz spielt hingegen auch die Kindheit, die weder der Partner noch die eigenen Kinder kennen, eine wichtige Rolle.

Ein Mann weigerte sich ganz hartnäckig, sich waschen zu lassen. Seine Frau und seine Tochter waren verzweifelt. Ein Rückblick mit der Schwester des an Demenz erkrankten Mannes zeigte, dass dieser als siebenjähriges Kind beinahe in einem Weiher ertrunken wäre. In der Erkrankung lebte dies Trauma wieder auf.

Eine Bewohnerin zog in Ihrer Demenz immer sieben Unterhosen übereinander an. Der Sohn konnte dies nicht verstehen, da die Mutter auch inkontinent war. Es gab immer wieder Streit. Die Überlegung, dass diese Handlung aus dem Fluchterleben der Bewohnerin kam, wo man alles was man hatte, am Leib trug, half dem Sohn, das ungewöhnliche Verhalten zu akzeptieren.

» Alle Handlungen, die wir bei Menschen mit Demenz beobachten und die wir ungewöhnlich finden, haben eine lebensgeschichtliche Erklärung. Oftmals kennen wir den Grund nicht, da er weit in der Vergangenheit liegt.

5.2.2 Bedürfnisse und Vorlieben

Wichtig ist es auch, die Bedürfnisse und Vorlieben des Erkrankten zu kennen. Denn es ist kaum möglich, einen Menschen mit Demenz für das Kochen zu begeistern, der nie gerne gekocht hat. Die Beschäftigung mit den Bedürfnissen sollte passgenau sein, da sich hier immer wieder gute Anlässe zur Kommunikation bieten.

Beispiel
Eine 75-jährige Frau mit einer leichten Demenz bügelte immer schon sehr gerne. Die Tochter wohnte im gleichen Haus und gab ihr immer wieder einen Korb voll Bügelwäsche. Wenn alles glatt war, durchwühlte sie die vorher gebügelten Kleidungsstücke, damit die Mutter weiterarbeiten konnte. Zusätzlich lobte sie ihre Mutter für die geleistete Arbeit. Die demente Frau war zufrieden und erlebte sich selbst als wertvolle Hilfe.

» Nehmen Sie Abschied davon zu glauben, dass wiederholende Tätigkeiten, die Sie arrangieren oder strukturierte Tagesabläufe menschlich nicht korrekt sind. Für viele ältere Menschen ist es nicht akzeptabel, die Hände in den Schoß zu legen, sie erleben sich dann als nutzlos.

In der Demenz können sich Vorlieben allerdings auch verändern. Liebte der Vater in den vergangenen Jahren ein Schnitzel mehr als ein Stück Kuchen, kann es heute sein, dass er jegliches herzhafte Essen ablehnt.

> **Gedankenblitz**
> Kennen Sie das nicht auch, dass sich Ihr Geschmack im Laufe des Lebens verändert hat?

Menschen mit Demenz bevorzugen sehr häufig süßes Essen. Durch die Angst, sich zu verschlucken, durch das mühsame Kauen mit den in die Jahre gekommenen Zähnen, sind Nachspeisen und Suppen oftmals der Renner auf dem Speiseplan. Akzeptieren Sie dies und versuchen Sie nicht, „gesundes Essen" im Alter zur Religion zu erheben.

Mein Tipp

Schlechte Esser akzeptieren das Wurstbrot dann, wenn man zusätzlich über die Wurst Marmelade oder Honig gibt.
  Besonders bei untergewichtigen Menschen gilt: Der Zweck heiligt das Mittel!

5.2.3 Früherer Beruf und Hobbys

Das Berufsleben spielt oftmals im Leben eines Menschen eine große Rolle, ebenso aber auch die Beschäftigungen, die ich mit großer Liebe, Engagement oder Leidenschaft betrieben habe. Hier gibt es gute Anknüpfungspunkte für ein Gespräch.

Der eigene Garten, der Fußballverein oder der Chor sind in früheren Zeiten ein wichtiges Element gewesen, das den Menschen ausgemacht hat.

Fragen Sie nach. Es lohnt sich, über diese Themen miteinander ins Gespräch zu kommen. Sie erhalten einen „Türöffner" in die Welt des Menschen mit Demenz.

Gerade bei Männern, die an einer Demenz erkrankt sind, fällt es schwer, eine adäquate Beschäftigung für den Tag zu finden, da sich das vergangene Leben oftmals stark um den Beruf drehte.

Beispiel

In einer gemeinsamen Runde mit Angehörigen von Demenzerkrankten und Betroffenen saß ein Mann sehr in sich selbst versunken mit am Tisch. Auf meine Ansprache, dass er doch früher Abteilungsleiter bei einer großen Firma im Rhein-Kreis- Neuss gewesen sei, reagierte er mit einer geraden Sitzhaltung und sehr detaillierten Beschreibungen seiner Berufstätigkeit. Seine Frau war sehr erstaunt über diese genauen Beschreibungen, da sie sich oft über sein Schweigen. beklagt hatte.

Erinnerungen an eine Zeit, in der „Mann noch etwas geleistet hat" machen spürbar selbstbewusst.

Wiederholen Sie das immer wieder, denn nach kurzer Zeit ist es schon wieder in Vergessenheit geraten, Ihr Angehöriger freut sich auch am nächsten Tag wieder über die schönen Erlebnisse aus früherer Zeit.

Beispiel
Eine ältere Dame liebte das Lied: „Ännchen von Tharau" so sehr, dass es ein Pfleger bei der Morgenpflege immer singen musste, damit die Pflege erfolgreich abgeschlossen werden konnte.

Eines Tages entschied der Pfleger, das Lied nicht zu singen, da er es leid war. Auf Nachfrage, wie denn die Pflege ohne das Lied gelaufen sei, gab er zu, doch wieder gesungen zu haben, da die Frau ansonsten die Pflege verweigerte.

Machen Sie sich die Mühe, die Antriebe, die den Menschen zu etwas bewegen, zu finden. In die Welt des Menschen vorzudringen ist das Entscheidende, um einen guten Kontakt herzustellen.

Etwas „leisten", also etwas „tun", ist aus meiner Erfahrung heraus entscheidend für ein positives Alltagserleben des Erkrankten, es macht ihn zufrieden und gibt ihm das Gefühl, nicht untätig oder gar nutzlos zu sein. Es sollte natürlich immer eine Beschäftigung sein, die für ihn angemessen ist.

Beispiel
Ein älterer Herr, an einer Demenz erkrankt, wollte in einer Ferienfreizeit nicht abtrocknen, da er dies für „Weiberkram" hielt. Sein Stolz verbot ihm diese Tätigkeit. Ich stellte ihm dann eine Schüssel mit Besteck auf den Tisch, gab an, er sei nun in der Besteckabteilung und bat ihn, dieses zu polieren. Voller Inbrunst nahm er nun die Tätigkeit auf.

5.2.4 Positive Emotionen wecken

Durch den bewussten Einsatz positiver biografischer Kenntnisse können positive Emotionen geweckt werden.

Mein Tipp

Stimmen Sie schon am Morgen Ihren Angehörigen gut, indem Sie ihm etwas erzählen, was ihn stolz oder glücklich macht.

- „Dies Haus, in dem wir heute leben, hast du gebaut. Eine stolze Leistung!"
- „Du warst immer eine gute Mutter. Ich danke dir!"

In meinem Buch „RückSchauArbeit" greife ich diese Einsichten auf und helfe Menschen, die ihre Vergangenheit verloren haben oder dies nicht mehr verbalisieren können. Ich erzähle ihnen aus ihrem Leben. Durch diese biografischen Arbeiten werden Erlebnisse und Erinnerungen wieder wach und mit neuen Emotionen gespeist. Als Hilfsmittel dienen Gegenstände aus der Vergangenheit wie eine alte Kaffeemühle, eine Flöte oder ein Henkelmann.

Mein Tipp

In meinem Buch „RückSchau-Arbeit" finden Sie zahlreiche Beschäftigungsmöglichkeiten, die vergessene Tätigkeiten oder Erinnerungen mit Hilfe von bekannten Gegenständen wieder erfahrbar machen.

Als Ehepartner oder Kind erfahren Sie so oftmals Handlungsweisen, Wünsche oder Sichtweisen von Ihrem Angehörigen, die Ihnen neu sind und die das Miteinander bereichern.

Mein Tipp

Besonders gut gelingt das, wenn Sie zwei Auswahlmöglichkeiten geben. Sie fragen: Bist du früher lieber am Meer gewesen oder in den Bergen? Es ist nicht wichtig, dass die, die gegeben wird, stimmt. Sie fragen weiter, wenn Antwort z. B. Meer gesagt wurde. „Hast du Muscheln gesammelt oder warst du schwimmen?" Mit Hilfe dieser Technik können Sie oftmals auch Schweigende zum Sprechen bringen.

Gedankenblitz

Doch denken Sie daran: Korrigieren Sie Ihren betreuten Menschen mit Demenz nicht. Auch wir mögen es nicht, wenn wir beim Sprechen unterbrochen werden und uns jemand erzählt, was wir mögen oder nicht.

5.2.5 Umgang mit negativen Gefühlen

Nicht immer stößt man nur auf glückliche Momente in der Biografie. Leben beinhaltet auch traurige Erlebnisse, regelrechte Schicksalsschläge sind zu verkraften. Verzweiflung, Trauer oder verpasste Lebenschancen können zu Tränen oder zur Isolation im Alter führen.

Unsere negativen Gefühle gehören auch zu uns. Nicht immer ist Leben erfolgreich bewältigt worden, und im Alter werden die Konsequenzen deutlich.

Was kann mitmenschlicher sein, als einem Menschen, der verzweifelt ist, die Hand zu halten und ihn in seinem Schmerz auszuhalten.

Altgewordene Menschen schätzen es, wenn man ihre Gefühle – auch die negativen – wahrnimmt, benennt und mit ihnen darüber spricht.

Beispiel

„Frau X, jeder Tag ist für Sie eine Qual, sie wünschen sich, dass dies bald alles ein Ende findet. Möchten Sie mit mir ein Gebet sprechen? Vielleicht bekommen Sie ja dadurch ein wenig Trost." (86-jährige Frau mit einer schweren Krebserkrankung)

»Jemanden (aus-)halten können ist ein wichtiger Schritt, um Pflege-und Betreuungsaufgaben würdevoll zu gestalten.

Mein Tipp

Haben Sie keine Angst vor negativen Gefühlen. Zum einen sind sie vorhanden, z. B. bei dem Menschen, den Sie pflegen, und zum anderen ist er dankbar, wenn er darüber sprechen kann.

Angst, Trauer, Einsamkeit aussprechen zu dürfen, entlastet die Seele.

Gedankenblitz

Auch wenn man einen geliebten Menschen durch den Tod verliert, möchte man, dass die Umgebung über die Trauer und den Verlust spricht. „Es wird schon alles wieder gut," ist ein Ratschlag, der nicht angebracht und hilfreich ist. Es ist ein Schlag ins Gesicht

---

„Ist denn jemand da, der meine Gewohnheiten und mich akzeptiert?" Dies ist eine bedeutende Frage, die oftmals in den Gesichtern der Menschen mit Demenz steht.

In den Familienverbänden gibt es unterschiedliche Regeln, die das Zusammenleben ermöglichen, aber oftmals nicht verbalisiert werden. Man kennt das Beispiel, dass ein Ehepaar sich aufgrund der Tatsache scheiden lässt, dass „sie die Zahnpasta-Tube nicht richtig ausdrückt". Dies hört sich jetzt verrückt an, aber oftmals sind es solche „Kleinigkeiten", die erst dann zum Problem werden, wenn es um Pflege und Betreuung geht.

5.2.6 Grenzen setzen

Was kann ich beim Menschen mit Demenz akzeptieren, was hingegen ist ein „No Go"?

Aufstehen am Morgen, Waschen, Zähneputzen: All diese alltäglichen Dinge können zum Zankapfel werden, wenn es unterschiedliche Auffassungen gibt, die nicht verhandelbar sind.

Beispiel
Auf einer Urlaubsreise war es für ein befreundetes Ehepaar ein „No Go", dass unsere Kinder sich wünschten, im Schlafanzug zu frühstücken, was in unserer Familie ein Sonntagsvergnügen war.

Da ja vielleicht auch Erinnerungen an die Kindheit bei Menschen mit Demenz im Vordergrund stehen, werden alte **Rituale**, auch wenn sie im Erwachsenenleben nicht gelebt wurden, nun wieder wach.

Beispiel
Eine alte Dame saß mittags vor ihrem Teller und rührte das Essen nicht an. Die Tochter war verzweifelt. Erst durch den Tipp einer Nachbarin erfuhr sie, dass vor dem Essen erst gebetet werden musste. Sie sprach mit ihrer Mutter ein Tischgebet und die Frau aß nun mit Appetit.

Die Tochter erzählte, dass die Mutter in ihrer Kindheit nicht so religiös gewesen sei und dass dies eine neue Erkenntnis für sie sei.

Beispiel
Eine ältere Dame, verstieß immer wieder gegen eine Regel in einem Altenheim. Sie trank abends vor dem Zubettgehen einen Kaffee zum Einschlafen. Die Mitarbeiter konnten dies nicht verstehen, da sie mit der Wirkung von Kaffee nicht vertraut waren. Sie konnten kaum akzeptieren, dass Kaffee die Schlaftablette ersetzte und dass dieses Ritual eine ganz besondere Bedeutung für die Dame hatte.

Beispiel

Frau R., 84-jährig, sitzt am Tisch und isst genüsslich mit den Fingern. Ihre Tochter ist entsetzt und schimpft: „Weißt du nicht mehr, dass man mit Messer und Gabel isst, das ist ja ekelhaft!" Frau R. hat vergessen, wie das Besteck zu bedienen ist, erinnert sich aber an das Essen mit den Fingern aus ihrer Kindheit.

Gedankenblitz

Überlegen Sie, welche Rituale oder lieben Gewohnheiten Sie haben, die Sie berücksichtigt haben möchten, wenn Sie mal alt sind. Oder aber auch Angewohnheiten, die Sie nur ausüben, wenn Sie allein sind. In der Demenz ist das nicht mehr steuerbar.

» **Menschen mit Demenz erinnern sich rückläufig, d. h. sie gehen von der Gegenwart immer weiter in die Vergangenheit zurück.**

Besonders deutlich wird dies bei Menschen, die mehrsprachig aufgewachsen sind. Je weiter sie in ihre Kindheit zurückgehen, desto eher passiert es, dass sie die erlernte Sprache vergessen und sich nur noch in ihrer Herkunftssprache ausdrücken können. Dies erklärt sich dadurch, dass wir als Kinder die Sprache mit allen Sinnen erfahren und lernen. Wir schmecken einen Apfel, sehen seine Gestalt, riechen seine Haut, fühlen seine Oberfläche und hören, wie er knackt, wenn wir hineinbeißen. Wir nehmen den Apfel ganz wahr. Fremdsprachen lernen wir in der Regel durch Auswendiglernen von Vokabeln. Die Muttersprache ist wie alle Erfahrungen der Kindheit dauerhafter gespeichert (Spitzer 2012, S. 44).

Beispiel

Herr M. 97-jährig, an einer Demenz erkrankt, spricht nur noch Französisch mit den Pflegenden im Altenheim. Als ein junger Pfleger mit französischen Wurzeln ihm in seiner Herkunftssprache antwortet, strahlt er. Fortan lässt er sich fast ausschließlich von diesem Pfleger versorgen.

Sich auf die Gewohnheiten der Eltern, des Ehemanns einzustellen, sich zu arrangieren und flexibel auf die Tagesverfassung Rücksicht zu nehmen bedeutet, Streitigkeiten zu minimieren und das eigene Wohlbefinden zu steigern.

> **Mein Tipp**
>
> Überlegen Sie immer wieder, ob es notwendig ist, etwas in dieser Art und Form zu erledigen. Gibt es auch andere Möglichkeiten? Muss das sofort erledigt werden, oder kann es auch später getan werden? Was ist wichtig und was unwichtig? Mit diesen Fragen erleichtern Sie sich selbst die Pflege- und Betreuungsaufgabe.

5.3   Fazit

Unsere Bindungserfahrungen und unsere Biografie bestimmen unseren Lebensweg. Traumatische Erlebnisse können innerhalb der Demenz wieder an Bedeutung gewinnen, wenn sie nicht verarbeitet worden sind. Ebenso helfen uns positive Erinnerungen bei der Betreuungsarbeit, da sie ein Türöffner für ein gutes Gespräch oder einen schönen Moment sein können.

Literatur

Grossmann KE, Grossmann K (2003) Bindung und menschliche Entwicklung. Klett Cotta, Stuttgart

Spitzer M (2012) Digitale Demenz, Wie wir uns und unsere Kinder um den Verstand bringen. Droemer, München

6

Modelle zur Erfassung der Krankheit Demenz

Um zu verstehen, wie Menschen mit Demenz sich vom Verstandesmenschen zum Gefühlsmenschen entwickeln, ist es wichtig, die persönliche Entwicklung eines Menschen zu betrachten und dadurch zu begreifen, welche Lebensaufgaben zu bewältigen sind.

In diesen Lebensaufgaben zeigt der Psychoanalytiker Erikson, was wir im Laufe des Lebens bewältigen müssen, um selbstbewusst und autonom agieren zu können. Innerhalb des menschlichen Verhaltens gibt es aber immer wieder Störungen, die bearbeitet werden müssen. Geschieht das in einem gesunden Leben nicht, wird es oftmals durch die Krankheit Demenz in verschiedenen Formen zum Ausdruck gebracht.

Beispiel
Frau U., 80-jährig, an einer Demenz erkrankt, verwüstet regelmäßig ihr Zimmer. Sie weigert sich, gemeinsam mit der Pflegekraft aufzuräumen. Voller Wut ruft sie eines Tages: „Ich bin nicht euer Aschenputtel!" In ihrer Kindheit hat sie darunter gelitten, dass ihr Bruder von der Mutter bevorzugt wurde.

Gedankenblitz

Kennen Sie das auch aus Ihrer Kindheitsgeschichte. Wer war das „liebste Kind" oder die „Klügste" in der Familie?

In der Demenz können solch alte Verletzungen noch einmal hochgespült werden. Oftmals ist dann Neid oder Misstrauen das Gefühl, das den Erkrankten beherrscht.

© Der/die Autor(en), exklusiv lizenziert an Springer-Verlag GmbH, DE, ein Teil von Springer Nature 2022
M. Pigorsch, *Diagnose Demenz: Ein Mutmachbuch für Angehörige*, https://doi.org/10.1007/978-3-662-65291-6_6

6.1   Das Modell von Erik Homburger Erikson

6.1.1   Die „Lebensaufgaben" bewältigen

Erik Homburger Erikson

Erik Homburger Erikson (USA, 1902–1994) ist Psychoanalytiker und Vertreter der psychoanalytischen Ich-Psychologie. Er wurde bekannt durch das Stufenmodell der psychosozialen Entwicklung.

Das Modell von Erikson umfasst die gesamte Lebensspanne bis ins hohe Alter. Auf jeder Entwicklungsstufe sind bestimmte Herausforderungen zu bewältigen (Stuhlmann 2004, S. 28 ff.).

A: Säuglingsalter

Urvertrauen – Misstrauen

Das Säuglingsalter ist geprägt von Hilflosigkeit und das Angewiesen-Sein auf die Bezugspersonen. Hier wird durch die primäre Bedürfnisbefriedigung festgelegt, wie stark sich ein Urvertrauen oder Misstrauen bildet. Für den Menschen, der hier keine verlässliche Beziehung erfahren hat, kann dies bedeuten, dass er in der Demenz Menschen misstraut. Es kann beispielsweise dazu führen, dass er Pflege-und Betreuungskräften unterstellt, Dinge entwendet zu haben. Oftmals resultiert dieses Verhalten aus starker Unsicherheit und Angst vor Kontrollverlust, zum Beispiel:

> Sie haben mir meine Uhr geklaut, eben war sie noch da! (87-jähriger Mann)

Mein Tipp

Es hilft in diesem Fall nicht, mit den Menschen zu argumentieren. Auch wird der Versuch, sie vom Gegenteil überzeugen zu wollen, scheitern. Bleiben Sie gelassen. Fragen Sie eher: „Wo lag die Uhr? Wann haben Sie sie zuletzt gesehen? Wie sieht sie aus?" Dies ist in der Anfangszeit der Demenz noch möglich.

Fragen Sie nicht, „Warum?" Warum-Fragen setzen voraus, dass der Gegenüber denken kann. Dies ist aber nur noch rudimentär möglich.

Weitere harsche Bemerkungen können sein:

Ich bin nicht blöd, das können Sie mit mir nicht machen! (87-jähriger Mann, der Pflegemaßnahmen verweigert)
   Lassen Sie mich in Ruhe, ich will niemanden sehen! (91-Jährige, die jeden Kontakt brüsk ablehnt)

Diese abwehrenden Worte sind oftmals ein Zeichen starker Verunsicherung und Hilflosigkeit. Hilfreich ist es hier sicherlich, das Selbstwertgefühl des Menschen mit Demenz anzusprechen, ihm Würde und Selbstbestimmung zurückzugeben.

Mein Tipp

Stellen Sie die Fähigkeiten und die früheren Kompetenzen Ihres Angehörigen in den Mittelpunkt. Zeigen Sie ihm auf, was er im Leben geleistet hat und schenken Sie ihm Wertschätzung.

Hier einige Beispiele für eine wertschätzende Ansprache:

Herr X., ich weiß, dass Sie in der Vergangenheit Lehrer waren und den Kindern viel beibringen konnten!
   Was kann ich jetzt für *Sie* tun?
   Frau Y., Sie fühlen sich immer wieder gestört und wollen allein sein! Darf ich Sie *später* noch einmal besuchen?

Durch diese Ansprache erleben die erkrankten Menschen ein respektvolles Miteinander. Dies bringt sie dazu, Hilfe besser annehmen zu können.

Gedankenblitz

Überlegen Sie für sich selbst: Können Sie gut Hilfe annehmen? Oder machen Sie am liebsten alles selbst? Was erleichtert es Ihnen, Hilfsangebote wahrzunehmen?

B: Kindheit

Autonomie – Scham – Zweifel

In dieser Phase werden die ersten Erfahrungen mit der Welt gesammelt. Die Bezugspersonen fördern oder verhindern, aus Angst, die ersten unabhängigen Schritte des Kindes. Dies hat Einfluss auf das künftige Leben. Durch permanentes Probieren lernt das Kind, auf die eigene Kraft zu vertrauen. Wird es daran gehindert oder erlebt es beim Sich-Ausprobieren Einschränkungen, kann dies zur Verunsicherung führen. Möglich ist auch in dieser Phase, dass die Unsicherheit so groß ist, dass das Kind immer wieder Hilfe von außen einfordert.

Mein Tipp

Bestätigen Sie, dass Sie verstehen können, was Angst ist und dass Sie nun da sind. Beteuern Sie immer wieder, dass Sie Hilfe anbieten und den Menschen nicht allein lassen.

Seien Sie geduldig, auch wenn die Angst nicht verschwindet Die Verunsicherung aus der Kindheit ist einfach zu groß.

Oftmals kann dieses Klammern eine starke Belastung für das Umfeld sein, da Sie das Gefühl haben, von dem Kranken erstickt zu werden.

Nie erlernte Autonomie und die dadurch entstandenen Ängste und Zweifel können sich durch folgende Aussagen des Erkrankten äußern:

Hilfe, Hilfe, warum kommt denn niemand!

Niemand kümmert sich um mich, meine Tochter kommt nicht, es war alles umsonst!

Schwester, Schwester, bleiben Sie, ich habe Angst!

Ebenso kann das Pendel aber auch zur anderen Seite tendieren. Die Krankheitseinsicht ist nicht vorhanden und der Mensch mit Demenz überschätzt sich.

Beispiel

Herr M. fährt immer noch Auto, obwohl er nicht mehr ortsorientiert ist und keinerlei Navigation bedienen kann. Ehefrau und Kinder sind nicht in der Lage, ihm den Autoschlüssel abzunehmen, da er immer wieder behauptet, er könne noch fahren.

Mein Tipp

Erfinden Sie Gründe, warum das Auto nicht bewegt werden kann:

- Es ist in der Werkstatt. (Parken Sie nicht in der Nähe!)
- Der Schlüssel ist nicht da.
- Die Reifen sind platt.

Nach einer Weile hört die Fragerei nach dem Auto auf, weil es „aus den Augen, aus dem Sinn" ist.

C: Spielalter – Initiative und Schuldgefühl

Nun lernen Kinder im Kindergarten, sich gegenüber anderen Menschen durchzusetzen. Sie entwickeln eine Beziehung zu ihrer eigenen Person, erleben, ob ihre Aktionen von Erfolg gekrönt sind oder zu Misserfolgen führen. Menschen mit Demenz, die nicht gelernt haben sich zu behaupten, verlässt der Mut. Sie kapseln sich ab, verzichten unter Umständen auf einen Ausflug um nichts Neues zu riskieren. Ihre Isolierung erleben sie als Einschränkung des Lebens und kompensieren sie durch Weinen oder Vorschieben einer Krankheit.

Gedankenblitz

Wie war das bei Ihnen im Kindergarten? Haben Sie sich den Eimer wegnehmen lassen, ihn verteidigt oder haben sie geweint und nach einer Betreuungsperson gerufen?

Bei an Demenz erkrankten Menschen gewinnen auch diese Kindheitserfahrungen wieder an Gewicht. Hier eine typische Aussage:

„Hildegard, ich kann das nicht, ich bin viel zu krank!" (92-jährige Frau, die gerne singt, aber nicht im Chor mitmachen möchte, zu ihrer Tochter)

Durch die mangelnde Vorstellungskraft, wie etwas sein wird oder die fehlende Erinnerung, „das war ja beim letzten Mal schön", ist Angst und Verunsicherung oftmals übermächtig. Diese starken Gefühle veranlassen den Menschen mit Demenz, sich auf nichts Neues einzulassen, z. B. in ein Demenz-Café zu gehen, sodass es zur völligen Isolation kommen kann.

* „Warum soll ich etwas sagen, die anderen können doch auch reden!" (87-jährige Frau, die sich am Mittagstisch beschwert, dass niemand sich mit ihr unterhält. Sie redet nicht, möchte aber unterhalten werden.)

Mein Tipp

Enge Beziehungen, in denen der Mensch sich wertgeschätzt fühlt, können die Angst überwinden. Liebevolle Ansprache, die Versicherung Beistand zu leisten, können auch Schuldgefühle wie: „Ich tauge zu nichts mehr" nehmen.

D: Schulzeit

Leistung und Minderwertigkeitsgefühle

In dieser Lebenszeit besteht die Aufgabe darin, eigene Leistungen zu erbringen und sie zu bewerten. Man ordnet Minderwertigkeitsgefühle richtig ein und integriert sie nicht als Eigenschaft in das Leben.

Oftmals sind gerade in der Schulzeit Festschreibungen von den Lehrern vorgenommen worden, die ausschlaggebend für die Zukunft waren, zum Beispiel:

- „Aus Dir wird nie was!"
- „Was Hänschen nicht lernt, lernt Hans nimmer mehr!"

Aber ebenso gab es auch Lehrer, die Talente und Begabungen gefördert haben, und deren wertschätzende Art immer noch im Ohr ist, zum Beispiel:

„Du hast das Zeug dazu, Du kannst das schaffen!"

Sind es überwiegend negative Kommentare in der Schulzeit gewesen, und konnten wir im Nachhinein diese Prophezeiungen im Leben nicht korrigieren, so hat dies in der Demenz Auswirkungen auf unser Verhalten. Auch Charakterisierungen wie „du bist faul, du kannst nicht mit Geld umgehen, zeig es allen anderen", die uns unsere Eltern gegeben haben, sind in unserem weiteren Leben oft wirksam.

Durch negative Prophezeiungen ist oftmals das Selbstwertgefühl stark beeinträchtigt, und es entstehen Zweifel an der Daseinsberechtigung. Starke Depressionen können dieses Verhalten begleiten, zum Beispiel:

„Ich tauge zur gar nichts, am besten ich wäre tot.
    Mein Leben hat keinen Sinn mehr! (87-jähriger Mann mit einer starken Depression.)
    Ich kann nichts, das Leben hat für mich keinen Wert mehr!" (65-jährige Frau, die an Parkinson leidet.)

Mein Tipp

Versuchen Sie anhand der Biografie, die schönen Momente im Leben des Dementen herauszufinden. Zeigen Sie Fotos von glücklichen Tagen. Erzählen Sie ihm immer wieder von seinem erfolgreichen Leben und was er alles geschaffen hat. So lösen sich für den Moment die dunklen Wolken auf.

E: Adoleszenz

Identität und Rollenkonfusion
Diese Zeit ist geprägt von dem Wunsch, sich vom Elternhaus abzugrenzen, neue Welten zu entdecken und eine eigene Rolle als Frau oder Mann zu finden. Um sich abgrenzen zu können, bedarf es vieler Diskussionen, den eigenen Standpunkt zu erklären und sich durchzusetzen.

Bekommt der junge Mensch hierzu keine Gelegenheit, erlebt er dies als verpasste Chance. Unter Umständen reagiert der Mensch mit Demenz, innerhalb seines Krankheitserlebens, in welchem seine Kontrolle über die verstandesmäßigen Areale im Gehirn bereits geschädigt ist, nun verspätet impulsiv und fordernd mit aggressivem Ton. Hier einige Beispiele:

„Ich bin der Herr im Haus, Sie haben gar nichts zu sagen!" (95-jähriger Mann, der im Rollstuhl sitzt und sich in einer ganz abhängigen Position befindet.)
„Was willst Du von mir, ich habe mich schon gewaschen. Immer behandelt ihr mich wie ein kleines Kind!" (89-jährige Frau, die Pflegemaßnahmen verweigert)

> **Mein Tipp**
> Bei aggressivem Ton, der für Sie beleidigend ist, geben Sie Ihrem Gefühl Ausdruck, indem Sie sagen: „Wenn Du so mit mir redest, dann fühle ich mich angegriffen und werde ganz traurig!"
> Oder lauter: „Sprich nicht in diesem Ton mit mir!"
> Oftmals ist sich der Demente nicht bewusst, was seine Aussage und sein Ton anrichten.

Bei wiederkehrendem herausforderndem Verhalten ist es wichtig, keinen Machtkampf einzugehen, sondern nach dem ABC-Prinzip zu verfahren:

A. Vermeide Konfrontation
Widersprechen Sie nicht, sondern unterstützen Sie das Gesagte.

B. Handle zweckmäßig
Ziehen Sie sich zurück oder überlegen Sie, welche Alternativen Sie haben.

C. Sprechen Sie die Gefühle an und spenden Sie Trost

Schlüpfen Sie in die Schuhe des Erkrankten, um seine Hilflosigkeit oder seine Wut nachzuempfinden und dies sprachlich auszudrücken.

Beispiel

Frau B, 82 Jahre, an einer Demenz erkrankt, benötigt Hilfe beim Waschen. Die Tochter unterstützt sie immer bei dieser Tätigkeit. Frau B. hat schlecht geschlafen und will sich heute nicht waschen lassen. Es hilft nun nicht weiter, an den Verstand von Frau B. zu appellieren, ihr zu sagen, dass Waschen nötig ist.

„Das Wasser ist nass, es ist kalt und ich wasche mich nicht", murrt Frau B. Die Tochter nimmt es gelassen und sagt: „Okay, Mama, mir ist auch kalt, ich gehe jetzt Kaffee kochen!"

Anschließend trinken beide Kaffee, freuen sich über den Tag. Nach dem Kaffeetrinken hat die Tochter nun keine Schwierigkeiten, die Mutter vom Waschen zu überzeugen.

Nach dem Waschen spendet sie der demenzkranken Frau noch Trost, indem sie sagt: „Ach, Mama, es ist schon schwer, sich heute helfen lassen zu müssen, wo du doch früher alles allein konntest." Dankbar für so viel Verständnis nickt die Mutter.

Frau B. möchte nicht hilflos und auf andere angewiesen erscheinen, sie will vor ihrer Tochter bestehen können, deshalb ist es wichtig, keine Konfrontation einzugehen.

Gedankenblitz

Wie war das bei Ihnen oder bei Ihren Kindern in der Pubertät? Wussten Sie nicht alles besser, und hatten die Eltern nicht ständig spießige Ansichten? Haben Sie sich nicht geschworen, dass Sie niemals so werden wollen?

F: Junge Erwachsene

Intimität und Solidarität vs. Isolation

Der junge Erwachsene baut nun sein Leben auf. Er hat die Lebensaufgabe, sich den vielfältigen Anforderungen der Berufswelt und des Privatlebens zu stellen. Er muss für sich selbst einen Weg finden, in der Kommunikation mit anderen Menschen zu bestehen, auf der anderen Seite aber einen Ausgleich in der Ruhe mit sich selbst entdecken.

In dieser Zeit werden intime Beziehungen aufgebaut, Freundschaften geschlossen und eigene Wünsche mit anderen Erwartungen koordiniert. Diese aufgebauten Freundschaftsbeziehungen sind wichtige Elemente für ein glückliches Leben.

Ein Leben in virtuellen Welten, ohne Kontakte, führt zu einer Isolation, die lebensunfähig macht (Spitzer 2012, S. 95).

Konnte der Mensch in dieser Lebenszeit seine Wünsche und Bedürfnisse nicht ausleben, kann es dazu kommen, dass er in der Demenz, wenn das Gefühl stärker als der Verstand ist, unerfüllte Sehnsüchte nachholt. Zudem ist aber auch Sexualität im Alter immer wieder ein großes Thema, zum Beispiel:

„Du hast aber einen schönen Busen, da möchte ich gern mal zugreifen!"
(85-jähriger, dementer Mann)

Pflegende Angehörige tun sich sehr schwer, mit den sexuellen Bedürfnissen der ihnen anvertrauten Menschen umzugehen.

In solchen Situationen kommt es oft zum Fremdschämen, zu Ekel und zu hilflosen Reaktionen. Das Thema Sexualität im Alter wird totgeschwiegen und ist auch gesellschaftlich mit einem großen Tabu belegt.

> **Mein Tipp**
>
> Auch hier hilft nur Gelassenheit. Fühlen Sie sich nicht verantwortlich, für die nicht gelebten Wünsche Ihres Angehörigen. Machen Sie deutlich, wenn Sie etwas nicht möchten oder sich brüskiert fühlen.
> „Ich kann verstehen, dass Du das Bedürfnis hast, nur ich stehe dafür nicht zur Verfügung! Ich überlege, wie ich Dir helfen kann."
> „Stopp, das will ich nicht!"
> „Dieses Wort sagst du nicht zu mir! Es verletzt mich!"
> Machen Sie keine langen Erklärungen, sondern kurze und knappe Ansagen!

> **Gedankenblitz**
>
> Wir alle haben Wünsche, manche sind nicht realisierbar. Ihr Angehöriger kann aufgrund der Erkrankung nicht mehr unterscheiden, was machbar ist und was nicht. Sehr oft kommt es auch zu Verwechslungen. Die Tochter wird als Ehefrau gesehen, mit der man seine Sexualität geteilt hat und die auch individuell verschieden gelebt wurde.

Ebenso kann es aber auch zur kompletten Isolation kommen. Der Erkrankte möchte mit niemanden mehr in Kontakt treten, er verkriecht sich im Bett und nimmt am Leben nicht mehr teil. Versuchen Sie Ihrem Angehörigen Angebote zu machen, die für ihn verlockend sind. Ein Spaziergang mit dem Hund (wenn er tierlieb ist), ein Eis in der Stadt (wenn Süßigkeiten einen besonderen Reiz ausüben) oder eine gemeinsame Aktion mit den Enkelkindern.

Professor Böhm sagt: „Lassen Sie nicht die Seele vor den Beinen sterben." (Böhm 2012)

> **Mein Tipp**
>
> Überprüfen Sie, ob zu der Demenz nicht noch eine Depression hinzugekommen ist. Depressionen können behandelt werden. Ansonsten hilft wertschätzender, vertrauensvoller Umgang. Langsam schafft es der Menschen mit Demenz, aus seiner Vereinsamung herauszutreten.

G: Erwachsene

Generativität, Stagnation

In dieser Lebensphase richtet sich der Mensch in seinem Leben ein. Er wählt einen Lebensstil und richtet dann seine Wünsche danach aus. Er sorgt als Familienvater für die Erhaltung der nächsten Generation. Die Lebensaufgabe heißt jetzt „Weiterentwicklung der eigenen Person" und das Einstellen auf besondere Situationen.

Gelingt dies, können auch schwierige Lebensumstände gemeistert werden. Bei der Nichterledigung der Aufgabe kann es dazu kommen, dass der Mensch mit Demenz seine neue Lebenssituation nicht akzeptiert.

Er weist immer wieder auf vergangene Zeiten hin und resigniert an seiner tatsächlichen Situation, zum Beispiel:

Lassen Sie mich hier raus, ich muss dringend das
    Holz ausliefern, die Kunden warten! (83-jähriger Mann, an Demenz erkrankt)

Mit diesem Wunsch, doch noch die Rolle im Leben zu spielen, die man einmal innegehabt hat, geht oftmals tiefe Verzweiflung einher.

> **Mein Tipp**
>
> Hier gilt es, das angeknackste Selbstwertgefühl wiederaufzubauen. Sie können dies tun, indem Sie Ihren Angehörigen mit folgenden Sätzen beruhigen:
>
> - „Du hast deine Kunden nie warten lassen!"
> - „Auf dich konnte man sich immer verlassen!"
> - „Wir sind stolz auf dich, was du alles geleistet hast!"

H: Alter

Integrität – Verzweiflung
Beispiel

Herr K. ist ein guter, selbstständiger Handwerker in einer Kleinstadt gewesen. Er hat seiner Familie ein Haus gebaut, und den Familienmitgliedern ging es finanziell immer gut. Heute ist er an einer Demenz erkrankt und lebt in einer stationären Einrichtung. Dies kann und will er nicht akzeptieren. Er schadet sich immer wieder selbst, indem er waghalsige Manöver mit seinem Rollstuhl macht, beim Aufstehen aus dem Bett fällt und mit dem Kopf gegen die Wand schlägt. Er fühlt sich von seiner Familie verraten und verkauft. Ganz selten schafft es eine Mitarbeiterin, ihn mit Entspannungsübungen zu beruhigen. Die Familie steht unter einer hohen Belastung, da er zuhause nicht tragbar ist, sich aber mit der Unterbringung in der Altenpflegeeinrichtung auch nicht arrangieren kann.

„Der Mensch wird heute älter als seine Seele verkraftet", sagt Professor Erwin Böhm und meint damit, dass zum einen seelische Störungen zu körperlichen Symptomen führen können, es aber auch psychische und soziale Probleme in dieser Lebensphase gibt, die bewältigt werden müssen (Böhm 2012).

Zudem werden wir im Alter vor die große Aufgabe gestellt, dass wir uns Klarheit über unser geführtes Leben verschaffen müssen. Wir müssen darüber nachdenken, was wir getan oder was wir nicht getan haben. Familienfehden oder abgebrochene Beziehungen werden in der Einsamkeit des Alters als sehr schmerzhaft erlebt, und oft fehlt die Möglichkeit der Versöhnung. Weiterhin richtet sich der Blick auf die Sinnhaftigkeit des Lebens. Es stellen sich Fragen wie: Habe ich meine Ziele im Leben erreicht oder nur das getan, was andere Menschen von mir verlangt haben?

An Demenz erkrankte Menschen können diese Gedanken nicht verbalisieren und drücken diese inneren Fragen durch herausforderndes Verhalten aus. Dies kann durch Rufen oder durch unruhiges Hin-und Herlaufen deutlich werden, zum Beispiel:

„Hilfe, Hilfe, Schwester, Schwester!"
„Ich mache jetzt nur noch, was ich will", kommentierte eine 80-jährige, an Demenz erkrankte Frau die Ohrfeige, die sie einer Mitbewohnerin gegeben hatte, die sich ihr in den Weg gestellt hatte.

Es gilt, das eigene Leben zu akzeptieren, und zwar mit den positiven als auch negativen Ereignissen.

Oftmals sind die Konsequenzen aus der Vergangenheit schwer zu ertragen und zu akzeptieren, zum Beispiel:

„Ich kann jetzt sterben, alles ist gesagt!" (85-jähriger Mann, der des Lebens müde ist)

„Niemand kümmert sich um mich, meine Tochter kommt nicht. Es war alles umsonst!" (verzweifelte 89-jährige Frau)

> **Mein Tipp**
>
> Ich weiß, dass es ist nicht immer einfach ist, zerstrittene Familien zusammenzubringen. Oftmals ist es aber die einzige Möglichkeit, damit Menschen in Frieden sterben können.
>
> Sie beweisen Größe, wenn Sie Ihrem Angehörigen zuliebe Verletzungen zur Seite schieben und ihm Hilfe geben bei der Bewältigung seiner Probleme aus der Vergangenheit.

Beispiel

Eine ältere Frau, an einer Demenz erkrankt, konnte nicht sterben. Sie hatte sich mit ihrem Sohn vor Jahren zerstritten. Nun konnte sie nicht mehr sprechen und befand sich seit 4 Wochen im Sterbeprozess. Alle Angehörigen waren durch die durchwachten Nächte und Tage sehr angespannt, und die Belastung war ihnen deutlich anzusehen. Durch meine Intervention erklärten sich die Geschwister bereit den „verlorenen Sohn" anzurufen und ihn zu bitten, zu kommen. Der Sohn kam, sprach mit der Mutter, und diese konnte beruhigt sterben.

> **Gedankenblitz**
>
> Kennen Sie auch Situationen, wo es Ihnen schwerfällt, über Ihren Schatten zu springen? Sehr häufig ist dies aber gerade gewinnbringend für die eigene Zufriedenheit.

6.2 Das psychobiografische Modell von Professor Erwin Böhm

> **Professor Erwin Böhm**
>
> Professor Erwin Böhm, geb. 1940, Ausbildung zum Krankenpfleger, über 40 Jahre in verschiedenen Fachgebieten der Psychiatrie und hier vor allem in der Psychogeriatrie tätig.

Dieses Modell eröffnet den Zugang zur eigenen Entwicklung und zum Krankheitsverlauf der Demenz mit ihren Ressourcen und Möglichkeiten.

6.2.1 Veränderung der Gefühlswelt

Mit dem Verlust von Gehirnzellen erweitert sich das Gefühlsleben der Erkrankten. Er reagiert nun verstärkt auf Sätze, die seine Gefühle zum Ausdruck bringen, da er selbst dieses nicht mehr vermag. (Böhm 2004, S. 10 ff.), zum Beispiel: Da geht einem viel durch den Kopf, was einmal Bedeutung hatte! (Mann, der seinen Lebensmittelpunkt hauptsächlich im Zimmer hat).

Diese Welt wird bestimmt durch die folgenden Faktoren:

Mein Tipp

Finden Sie einen Weg in die Gedankenwelt der Menschen, indem Sie aktiv zuhören. Stellen Sie sich auf den Rhythmus, sprich auf die Verlangsamung der Gedanken und die damit einhergehende verlängerte Reaktionszeit ein. Versuchen Sie, die Wünsche und Gefühle hinter dem Gesagten herauszuhören.

Sagen Sie: „Herr X, wenn man hier liegt, hat man viel Zeit zum Nachdenken. Da kommen die Gedanken einfach, schöne und nicht so schöne. Mögen Sie erzählen, was Sie denken?"

Die erfahrene Prägung
* Langes Fädchen, faules Mädchen – kurzes Fädchen, fleißiges Mädchen!
* Sich regen, bringt Segen!
* Nur wer fleißig ist, ist ein wertvoller Mensch und verdient sein Leben.

Die Wahrnehmung der eigenen Person und der Umwelt
* „Ich habe mein ganzes Leben gearbeitet und jetzt hilft mir keiner!" (Verzweiflung über Wünsche oder Lebensträume, die nicht verwirklicht worden sind)

Die Verklärung der Vergangenheit
* „Früher haben die Menschen noch zusammengehalten, heute macht jeder, was er will!" (der Wunsch nach Freundschaft und Zugehörigkeit, obwohl der Mann in der Vergangenheit ebenfalls ein Einzelgänger war)

6.2.2 Prägungen und Lebensbiografie

Wie Menschen ihr Leben beurteilen oder mit Krankheit umgehen hängt ebenfalls von den Prägungen und der Lebensbiografie ab.

In jedem Lebensabschnitt werden die gemachten Erfahrungen verarbeitet oder verdrängt. Dies kann in Träumen, im eigenen Selbst durch Gespräche oder durch Therapie- und Hilfsangebote geschehen. Eingebettet sind sie in die regionalen Traditionen und Verhaltensnormen.

Eine Ost-Westfälin, die seit zehn Jahren in Rheinland lebt und die sich im ortsansässigen Mundartverein aktiv einbrachte, bekam von ihren Vereinskollegen gesagt:

- „Wir sehen ja wie du dich um unseren Verein bemühst, aber mach bitte das Maul nicht auf!"

Die Kölner nennen die nicht in Köln geborenen Mitbürger „Immis!" Das bedeutet im Umkehrschluss, nur in der Heimat kenne ich mich aus, erlebe Sicherheit und Geborgenheit.

Je weniger ich mich in der Welt zurechtfinde (beispielsweise durch den Verlust der Orientierung und der Zeit), desto angewiesener bin ich auf Bekanntes. „Ich will nach Hause", sagen Menschen mit Demenz häufig, obwohl sie im eigenen Zuhause sind. Sie beschreiben damit ihre Orientierungslosigkeit.

6.2.3 Die Interaktionsstufen im pflegebiografischen Modell von Professor Erwin Böhm

Die Interaktionsstufen im pflegebiografischen Modell von Professor Erwin Böhm machen deutlich, wie der Mensch durch den Verlust von Gehirnzellen sich immer mehr auf seine Gefühle verlässt, und auch bei fortgeschrittener Krankheit über diesen Weg noch erreichbar ist.

Professor Böhm erklärt uns dieses anhand von Interaktionsstufen bei fortschreitender Erkrankung (Böhm 2004).

Die erste Stufe: Sozialisation

Die erste Stufe nach einem belastenden Auslöser (die ausbrechende Erkrankung, Altenheimeinzug usw.) nennt Böhm Sozialisation.

In dieser Phase ist der Mensch mit Demenz ansprechbar. Er liebt seine gewohnten Dinge, interessiert sich für das Alltagsgeschehen und erzählt gerne über sein Leben. Nicht immer kennen Eheleute die Kindheit und Jugend ihres Partners genau, obwohl sie dies oft annehmen, und Töchter und Söhne haben in dieser Zeit die Chance, viel aus der Lebensbiografie der Eltern zu begreifen.

Mein Tipp

Leicht lässt sich ein Gespräch führen, indem man Neues an Altes anknüpft.

- „Papa erinnerst du dich noch an unseren Kaufmann in der Danziger Straße, hieß der nicht Jäckel? Stell Dir vor, da ist jetzt ein Drogerie Markt eingezogen!" (Tochter eines 91-jährigen an Demenz erkrankten Mannes)
- „Heinrich, die Bayern, die du nie leiden konntest, haben am Wochenende einen auf die Mütze gekriegt. Was sagst du dazu?" (Ehefrau, die ihren an Demenz erkrankten Mann betreut)

Die zweite Stufe: Mutterwitz

Die Gedanken geraten schon mal durcheinander, der Mensch mit Demenz nimmt Veränderungen an sich wahr. Er erzählt nun gerne humorvolle Geschichten aus der Kindheit und der Schulzeit. Manchmal darf es auch ein Wirtshauswitz sein oder ein Schimpfwort, bei dem die Angehörigen schockiert sind, dass der zu Betreuende sich so ausdrückt, zum Beispiel:

> Meine Mutter hat nie solche Worte in den Mund genommen, ich wusste gar nicht, dass sie solche Ausdrücke kennt. (Tochter über die Wortwahl ihrer Mutter)

Der Mensch mit Demenz legt in dieser Phase die ersten Hemmnisse ab, die ihn sein Leben lang begleitet haben. Erziehung, Vernunft und Regeln der Gesellschaft haben ihn bisher gehindert, „frei von der Seele zu reden".

Der Filter im Kopf – das darf ich, das ist nicht erlaubt – wird durchlässiger. Es kann zu allerlei peinlichen Situationen kommen. Bewahren Sie Ruhe und nehmen Sie, wenn es Ihnen irgendwie möglich ist, unangebrachte Bemerkungen oder Gesten mit Humor! Die Phase geht vorbei.

Mein Tipp

Sagen Sie: „Mensch, Papa, wir wissen ja, was für ein toller Hecht du bist, aber Mama geniert sich doch so schnell!"

Oder: „Die jungen Mädchen mögen das heute gar nicht mehr, wenn man ihnen auf den Po haut. Die lieben Schokolade und Bonbons!"

Die dritte Stufe: Seelisch soziale Bedürfnisse

Als dritte Stufe nennt Böhm die seelisch sozialen Bedürfnisse.

Zu diesem Zeitpunkt der Erkrankung ist der Betroffene schon sehr auf seine eigenen Bedürfnisse fixiert und nimmt sein Umfeld nicht mehr umfassend wahr. Er ist kaum noch in der Lage, die Perspektive zu wechseln und die Lebenswirklichkeit seiner Angehörigen zu sehen. Hier kann es dazu kommen, dass durch mangelnde Krankheitseinsicht Pflegemaßnahmen boykottiert werden oder der Betreuende sich mit ungerechten Vorwürfen konfrontiert sieht:

> Ihr wollt doch nur mein Geld, da wart ihr schon immer hinter her! (Beschuldigungen einer 85-jährigen an Demenz erkrankten Frau gegenüber ihrer Tochter)

„Meine Kinder lassen mich verhungern. Sie kümmern sich schon lange nicht mehr um mich!" (Behauptungen eines an Demenz erkrankten 89-jährigen Mannes im dörflichen Umfeld.)

Es ist eine Fehlannahme zu glauben, durch gute Argumente könne man die falschen Behauptungen richtigstellen. Der Demente wird in diesem Fall noch hartnäckiger seine Sichtweise der Dinge verteidigen.

In Wahrheit erkennt er zeitweilig, dass sich Gedanken nicht mehr ordnen lassen, dass er die Kontrolle über Geld und Besitztümer verliert, und er versucht, durch Fremdbeschuldigungen die aufkommende Angst und Hilflosigkeit zu verschleiern.

Mein Tipp

Gehen Sie auf die Ängste ein, indem Sie sagen:

- „Es macht Angst, wenn du nicht mehr weißt, ob das Geld reicht!"
- „Jeder kommt hier in das Haus und man ist nicht sicher, ob es alle gut meinen."
- „Heute muss man sehr vorsichtig sein, man kann keinem trauen!"

Natürlich ist es als Angehöriger schwer sich nicht angegriffen zu fühlen, wenn man doch nur das Beste will, und sich Tag und Nacht um den Erkrankten kümmert.

Ebenso ist es schwer, für den Menschen mit Demenz festzustellen, dass er nicht mehr die Kontrolle über sein Leben hat.

Die vierte Phase: Stufe der Prägungen

Hier tauchen die Werte aus Kindheitstagen wieder auf. Die Werturteile der Eltern oder auch lieb gewonnener Zeitgenossen nehmen nun einen großen Stellenumfang ein.

Beispiel
Eine 92-jährige Dame an Demenz erkrankt weigerte sich mittags zu essen. Viele liebgemeinte Worte können sie nicht überzeugen. Die Beschäftigung mit der Biografie bringt heraus, dass in der Ursprungsfamilie mittags gebetet wurde vor dem Essen. Als man dieses Ritual auch im Altenheim anwendet, spricht die Frau andächtig die Zeilen mit und lässt sich das Essen anschließend schmecken.

Beispiel
Eine 87-jährige Frau, ehemals Krankenschwester im zweiten Stadium der Demenzerkrankung läuft nachts von Zimmer zu Zimmer und schaut nach ob alles in Ordnung ist. Das Gespräch mit den Verwandten ergibt, dass die Frau im Nachtdienst beschäftigt war. Die frühere Berufstätigkeit ist in der Demenz immer noch lebendig. Mitarbeiter des Altenheims im Nachtdienst geben ihr eine Aufgabe in den Nachtstunden und sie stört nun die anderen Bewohner nicht mehr.

Erlernte Werte, wie Pflichtbewusstsein, Sauberkeit und Ehrlichkeit sind Tugenden, die für viele Menschen bei dem Verlust ihrer kognitiven Fähigkeiten noch einmal stark an Bedeutung gewinnen. Ebenso können aber auch schmerzhafte Erlebnisse und nicht bewältigte Konflikte aufbrechen.

Beispiel
Herr M., 93 Jahre alt und an einer Demenz erkrankt, war katholischer Pfarrer im Krankenhaus. Er liebte seinen Beruf sehr. Eines Tages lernte er eine Krankenschwester kennen, in die er sich verliebte. Die beiden heirateten und er musste sein Priestertum aufgeben und begann ein neues Studium als Richter. Seine Frau erzählte, dass das Leben mit ihrem Mann nicht leicht gewesen sei, da es Tage gab, an denen er die Heirat bereute. Er zog sich dann tagelang in sein Arbeitszimmer zurück.

Im Krankheitsverlauf kam dieser Konflikt erneut zum Vorschein. Herr M. betete zum Teil, nach unseren Beobachtungen, geradezu fanatisch den Rosenkranz und saß stundenlang unter einem Kreuz im Treppenhaus und wiederholte Messtexte im Sing-Sang.

Beispiel
Frau D. läuft ganztägig mit einem Wischtuch durch den Wohnbereich und macht immer wieder alle Tische sauber. Sie muss sich nützlich machen, denn wer nichts tut, ist nach ihrer Auffassung nichts wert.

Mein Tipp

Wertschätzen Sie die Arbeit, indem Sie immer wieder anerkennend sagen: „Mama du bist so fleißig. Wir sind froh, dass wir dich haben."
Bei schmerzhaften Erinnerungen hilft es in der Regel den Betroffenen zu trösten, indem man Allgemeinplätze verwendet wie:

- „Das tut mir aber leid, dass du das erlebt hast!"
- „Ich weiß nicht, ob ich das geschafft hätte"

Werten Sie nicht, geben Sie keine Ratschläge, hören Sie einfach zu und trösten Sie.

Auch kann es in dieser Phase zu Verwechslungen kommen. Die betreuende Tochter wird als Ehefrau verkannt und mit deren Namen angesprochen. Der pflegende Sohn nimmt die Gestalt des Vaters an, der das Kind (demenziell erkrankter Vater) reglementiert.

Mein Tipp

Korrigieren Sie nicht immer wieder, denn Ihr Angehöriger ist in einer anderen Welt und versteht Sie nicht. Schlüpfen Sie stattdessen in die Rolle und nutzen Sie diese für Ihre Betreuungs-und Pflegearbeit.

Die fünfte Stufe: höhere Antriebe

Nun wird das Leben bestimmt von Gut und Böse. Der an Demenz Erkrankte lässt sich nun gut leiten durch liebgemeinte Fürsorge. Er wehrt sich inzwischen nicht mehr gegen Pflegemaßnahmen, er nimmt sie hin. Seine Sprachfähigkeit ist reduziert, er braucht viel Motivation, um sich auf Dinge einzulassen. Angst und Hilflosigkeit werden hier ganz deutlich. Die Suche nach Orientierung steht im Vordergrund, der Demente möchte nicht mehr allein sein. Hier ist die tragfähige Beziehung der Schlüssel, um in die Welt des Dementen vorzudringen:

> „ Was soll ich nur machen! Ich weiß nicht weiter!"
> (Credo einer 84-jährigen, an Demenz erkrankt)

Oftmals weicht der Erkrankte dem Betreuenden nicht von der Seite. Das ist eine sehr belastende und psychisch aufreibende Zeit, die sich nicht nur auf die Tageszeit bezieht, sondern auch die Nachtruhe mit einschließen kann.

Für die Angehörigen ist dies der Zeitpunkt, wo sie viele kreative Ideen brauchen, um dem Menschen mit Demenz Beschäftigung anzubieten. Denn ohne „Arbeit" ist er ruhelos und verfolgt Sie.

Mein Tipp

Fragen Sie sich nicht, ob die Angebote, Besteck abzutrocknen, Servietten zu falten oder die Teppichfransen immer wieder zu kämmen, würdig für einen alt gewordenen Menschen sind. Der Betroffene möchte etwas zu tun haben.

Hat er die Aufgabe nicht richtig gemacht, korrigieren Sie nicht, sondern arbeiten Sie im Verborgenen nach. Hier geht es vor allem um das Gefühl, nicht wertlos zu sein und einen Platz in der Familie zu haben.

Nicht das Ziel ist entscheidend, sondern der Weg!

Beispiel

In der Familie wurde eine große Feier ausgerichtet. Die demenzkranke Mutter lief von Raum zu Raum, weil sie nicht verstand, was vor sich ging. Die Tochter wurde nervös und gab ihrer Mutter eine Serviette in die Hand und bat sie, diese diagonal zu falten. Nach zwei Stunden stand die Mutter immer noch mit der Serviette im Raum und versuchte, die Anweisung auszuführen. Die Familie hatte inzwischen die Vorbereitungen gut ausführen können. Die Tochter ging auf die Mutter zu und sagte: „Na, Mama das war aber eine komplizierte Arbeit, ich habe gesehen wie du dich angestrengt hast. Vielen Dank für deine Mühe!" Die Mutter strahlte und sagte: „Ja Kind, ich helfe doch gern!"

Beispiel

Herr K., 68-jährig, an einer Demenz erkrankt, war in keinem Angebot des Altenheims zu integrieren. Er lief den ganzen Tag über den Wohnbereich und machte sich an den Steckdosen und Schaltern im Flur zu schaffen. Herr K. hat vor seiner Rente als Elektriker gearbeitet. Die Mitarbeiter waren in Sorge, dass er sich verletzt, wenn er mit einem Messer in den Steckdosen hantiert. Durch einen Zufall entdeckte eine Mitarbeiterin, dass ihr der Mann gerne half, wenn es darum ging zu entrümpeln. Mit großem Fleiß schleppte er die Kisten und brachte sie an den richtigen Ort. Nach diesem Aufräumen wurde er dann müde und war mit sich und der Welt zufrieden und stellte die Elektroreparaturen ein. Auf dem Wohnbereich gab es nun täglich etwas zu sortieren.

Die sechste Stufe: Intuition

Der Erkrankte handelt nun nur noch seinen Trieben gemäß. Ist er müde, möchte er nicht aufstehen. Hat er keine Lust zu essen, verweigert er dies. Nun bedarf es der Vorausschau. Ist ein Arztbesuch angesagt, planen Sie ausreichend Zeit ein und locken mit einer schönen Aktion. „Danach gehen wir Eis essen!" Hier greift der Spruch: In der Ruhe liegt die Kraft.

Setzen Sie nun Prioritäten, auch nach den Gesichtspunkten, was für Sie wichtig ist. Ein verregneter Tag ist eine gute Möglichkeit, Ihrem Angehörigen einmal die Möglichkeit einzuräumen, länger im Bett zu bleiben oder mit dem Schlafanzug in der Wohnung spazieren zu gehen. Sie selber haben dann die Möglichkeit, in dieser Zeit einer Beschäftigung nachzugehen, die Sie erfüllt.

Lassen Sie Ihren Angehörigen bei der Essenszubereitung mithelfen, denn die Düfte und Gerüche animieren und laden zum Essen ein. Der Satz: „Es schmeckt wie bei Muttern" unterstreicht dieses.

Mein Tipp

Sie kennen die neuralgischen Punkte bei Ihrem Angehörigen. Handeln Sie nach dem ABC Prinzip:

- Konfrontationen vermeiden
- Alternativen suchen (statt duschen, baden)
- Gefühle ansprechen („Du hast Angst, dass das Wasser kalt ist, ich mache es schön warm")

Lassen Sie sich Zeit!

Hier gilt es im Besonderen, sich in die „Situation des Erkrankten hineinzudenken!" Überlegen Sie, wenn Sie nicht aufstehen wollen, was würde Sie umstimmen. Bewährt hat sich in der Praxis folgende Vorgehensweise:

Beispiel

Frau P., an einer Demenz erkrankt weigert sich aufstehen. Ihr Sohn, der sie schon seit Jahren pflegt, sagt zu seiner Mutter: „Du bist noch müde, das kann ich gut verstehen, ich lass Dich weiterschlafen!" Er deckt seine Mutter liebevoll zu und verlässt den Raum. Nach zehn Minuten kommt er erneut und bringt eine Tasse duftenden Kaffee mit. Seine Mutter freut sich über die liebevolle Fürsorge und steht auf.

Gedankenblitz

Lassen Sie sich nicht auch leiten, wenn Sie spüren, dass Sie geliebt werden und man es gut mit Ihnen meint.

» Der letzte Schritt ist die Urkommunikation.

Jetzt ist der Mensch hilflos und abhängig von den Bezugspersonen. Er wird in allen Alltagsbereichen voll unterstützt. Die sprachlichen Ausdrucksformen sind zerstört, aber Sie können als pflegende Angehörige noch auf die Körpersprache reagieren. Die Pflege, das Essen anreichen, eine wohlige Atmosphäre herstellen, steht nun im Vordergrund des Bemühens. Weiterhin müssen aber Willensäußerungen, wie Ablehnung von Medikamenten oder Lebensmitteln ernst genommen werden.

Mein Tipp

In dieser Phase müssen Sie Abschied nehmen von Ihrem Angehörigen. Das Leben ist nun mühsam geworden und oftmals ist die Ablehnung von Essen und Trinken ein Zeichen des „nicht mehr Wollens."

In dieser Zeit ist bei einigen Menschen der Schluckvorgang problematisch, da der Erkrankte zum Verschlucken neigt.

Bereiten Sie die Nahrung trotz alledem ansprechend zu, damit die Lust zum Essen bleibt.

Kommt es beim Trinken zum Verschlucken, so können Sie Bindemittel an die Flüssigkeit geben (in der Apotheke erhältlich).

Sprechen Sie nun offen über den herannahenden Tod.

Glauben Sie nicht, dass der Mensch mit Demenz seine Situation nicht einschätzen kann. In dieser letzten Phase des Lebens sind viele Demente sehr orientiert.

Klären Sie innerhalb der Familie noch ausstehende Fragen.

Diese Zeit können sie nutzen um Ihren Angehörigen liebevoll zu um-sorgen. Besonders gut reagieren Menschen im letzten Stadium der Demenz auf Einreibungen mit wohlriechenden Lotionen. Jeder empfindet Gerüche unterschiedlich; nehmen Sie den Lieblingsduft des Erkrankten. Auch schöne Musik dosiert eingesetzt kann für Entspannung sorgen. Sprechen Sie mit Ihrem Angehörigen, auch wenn er nicht mehr antworten kann.

Konzentrieren Sie sich auf den nonverbalen Dialog, das heißt sprechen Sie mit den Augen, mit Mimik und mit Gestik. Sie werden sehen, auch so findet Kommunikation statt.

Gedankenblitz

Viele Angehörige haben mir erzählt, dass Sie in dieser Zeit einen sehr schönen, intensiven und berührenden Kontakt hatten. Anschließend konnten sie sehr gut Abschied nehmen.

Beispiel

Ein Ehemann, 80-jährig, der seine Frau 5 Jahre gepflegt hat, erzählt: „ich habe in der Sterbestunde an Ihrer Seite gesessen und sie hat mir kurz vor dem Ster-ben ganz liebevoll die Hand gestreichelt. Ich hatte das Gefühl, sie wollte mir danken für die Zeit, die wir miteinander hatten. Danach verstarb sie und ich konnte sie gut gehen lassen".

6.3   Fazit

Die Lebensaufgaben und das psychobiografische Modell geben uns eine gute Grundlage zu erkennen, warum das Verhalten eines Demenzerkrankten sich so zeigt und welche Beweggründe es dafür gibt. Natürlich gibt es auch immer wieder Situationen, die Sie nicht verstehen, weil Sie die Entwicklungs-geschichte Ihres Angehörigen im Detail nicht kennen. Beruhigende Sätze wie: „Da hast Du aber auch was mitgemacht", oder „das war ja eine schreckliche Zeit!" trösten den Weinenden, auch wenn Sie den Grund der Trauer nicht kennen.

Literatur

Böhm E (2004) Psychobiografisches Pflegemodell nach Böhm, Bd I, 3. Aufl. Verlag Wilhelm Maudrich, Wien

Böhm E (2012) Seelenlifting statt Gesichtsstraffung. Edition Narrenschiff im Psychiatrie, Bonn

Spitzer M (2012) Digitale Demenz, Wie wir uns und unsere Kinder um den Verstand bringen. Droemer, München

Stuhlmann W (2004) Demenz – wie man Bindung und Biografie einsetzt. Ernst-Reinhardt, München

7

Angemessen auf Wünsche reagieren

Mit fortschreitender Erkrankung nehmen die kognitiven Leistungen eines an Demenz erkrankten Menschen immer weiter ab. Dafür spielen nun seine Wünsche eine zunehmend wichtige Rolle und stehen für ihn im Vordergrund.

Es ist die große alltägliche Herausforderung für die Betreuenden, diese Wünsche zu erspüren und angemessen darauf zu reagieren. Die folgende kleine Episode ist ein sehr schönes Beispiel dafür, wie dies gelingen kann.

Beispiel
Eine ehrenamtliche Mitarbeiterin aus einem Altenheim erzählt:

„Herr B. war ein richtiger „Düsseldorfer Jung". Sein Leben lang hatte er in einem Brauhaus als Köbes gearbeitet und diese Atmosphäre in der Altstadt auch sehr genossen. Durch die Demenzerkrankung lebte er in einem Krefelder Altenheim, erzählte aber immer wieder gerne über sein Arbeitsleben. Ich beschloss eines Tages, mit ihm noch einmal in das Brauhaus zu fahren, wo er seine „beste Zeit" erlebt hatte. Wir hatten einen wunderschönen Nachmittag. Herr B. konnte mit einem alten Kollegen sprechen, das Lokal hatte sich nicht verändert, das Bier schmeckte und seine Augen strahlten in dieser bekannten Umgebung. Noch Monate später erzählte er immer wieder über diesen Besuch. Für mich war dies auch ein ganz besonderer Nachmittag, nie zuvor habe ich einen Menschen so glücklich gesehen."

Das Leben verändert sich. Je flexibler Sie sich auf die neue Situation einstellen können, desto leichter wird das Zusammenleben mit Ihrem erkrankten Angehörigen. Jeder Tag ist eine neue Herausforderung und verlangt von Be-

© Der/die Autor(en), exklusiv lizenziert an Springer-Verlag GmbH, DE, ein Teil von Springer Nature 2022
M. Pigorsch, *Diagnose Demenz: Ein Mutmachbuch für Angehörige*, https://doi.org/10.1007/978-3-662-65291-6_7

treuenden und Pflegenden eine gute Beobachtung und das Eingehen auf die entsprechende Tagesform. Der an Demenz erkrankte Mensch kann sich nicht mehr auf unsere Wirklichkeit einstellen, wir müssen ihn in seiner Welt abholen und begleiten.

7.1 Die Validation-Methode von Naomie Feil

Naomi Feil

Naomi Feil, amerikanische Gerontologin (geb.1932 in München), wuchs in einem Altenheim in Cleveland auf, welches ihr Vater führte. Sie studierte Sozialarbeit und erwarb den Mastertitel. Zwischen 1963 und 1980 entwickelte sie die **Validation-Methode**. Validieren heißt: bestätigen, etwas für gültig erklären.

Naomi Feil hat mit ihrer Methode der Validation eine Technik entwickelt, die uns im Alltag helfen soll, in die Welt des Demenzkranken vorzudringen.

„Das bedeutet die unbedingte Wertschätzung und Akzeptanz der Welt, in der sich der Demenzkranke aufhält. Es ist nicht die Außenansicht, sondern die Perspektive des kranken Menschen. Erinnerungen, Emotionen und Fantasien die im Leben des Erkrankten eine Rolle gespielt haben, gehen eine Verbindung ein, die im Erleben des Erkrankten zu seiner aktuellen Realität werden." (Stuhlmann 2004, S. 120)

》Um zu verstehen was in Ihrem Angehörigen vorgeht, muss ein Vertrauensverhältnis bestehen, das durch Respekt und Würde geprägt ist.

Durch den Verlust geistiger Fähigkeiten gerät der demenziell erkrankte Mensch in eine Lebenskrise. Er benötigt nun Menschen, die ihm Mut zusprechen, die ihm unauffällig helfen, wo er Hilfe braucht und die ihn als Menschen ernst nehmen. Da die Gefühlswelt stärker in den Vordergrund tritt, leben in ihm Emotionen aus der Vergangenheit auf, die er lange verdrängt hatte.

Er braucht jetzt nicht die Korrektur seiner Sichtweise, sondern das verständnisvolle Zuhören und die Nähe der Bezugsperson.

Häufig jedoch werden Angehörige diesem Anspruch nicht gerecht, ihre Sicht der Dinge ist eben anders. Häufig hört man Aussagen wie:

- Ich weiß, was für meinen Angehörigen gut ist!
- Früher hat er sich nie gestritten!
- Wir haben das immer so gemacht!
- Sie war immer sehr ordentlich, heute macht sie alles durcheinander!

Für die Betreuenden und Pflegenden sind die Persönlichkeitsveränderungen ungewöhnlich und erst einmal verwirrend. Hilfreich ist es sich zu verdeutlichen, wie der Lebensverlauf war und aus welcher Lebensphase des Kranken sich seine Handlungsweise erschließen lässt. So kann es sein, dass ein ruhiger Ehemann lautstark seine Meinung kundtut, oder aber die lustige, unbekümmerte Mutter sich in sich selbst zurückzieht und verstummt.

Beispiel
Ein älterer Herr, wehrte sich täglich mit Händen und Füßen, wenn er duschen sollte. Seine Frau versuchte, den täglichen Kleinkrieg mit Hilfe von Überredung, Erpressung und vielen Verstärkern abzumildern.

„Ich mach dir dann auch dein Lieblingsessen. Danach gucken wir deine Lieblingssendung im Fernsehen!"
Es gelang nicht. Voller Verzweiflung wandte sie sich an mich. Mit Hilfe der Ursprungsfamilie (der Bruder lebte noch) fand die Ehefrau heraus, dass ihr Mann mit fünf Jahren fast in einem See beim Schlittschuhlaufen ertrunken wäre.
Der Ehemann durchlebte diese Angst beim Duschen erneut.
Seine Frau sprach nun die Angst ihres Mannes direkt beim nächsten Duschen an indem sie sagte:
„Du brauchst keine Angst zu haben, ich passe auf, dass kein Wasser in dein Gesicht kommt. Ich weiß, dass Wasser dir Angst macht, weil du glaubst zu ertrinken. Ich bin bei dir!"
Der Mann fühlte sich nun ernstgenommen, er wurde ruhiger, das Duschen verlief reibungsloser. Nun bestätigte die Ehefrau bei jeder Dusche die Gefühle aus der Kindheit.
Selbst erinnerte der Mann sich nicht mehr an dieses dramatische Ereignis, lediglich die Gefühle wurden durch den aktuellen Umstand „Duschen" wieder reaktiviert.
Das erleben viele Angehörige, dass sie auf ein Verhalten stoßen, was sie sich nicht spontan erklären können.

Beispiel
Eine Tochter erzählte:

„Meine Mutter flippte immer regelrecht aus, wenn ich mit dem Waschlappen in die Nähe ihres Gesichts kam. Ich fragte dann ihre Schwester, ob sie wüsste, weshalb. Sie berichtete, dass meine Oma meine Mutter als Kind damit gequält hatte den Mund mit Spucke und einem Taschentuch zu reinigen. Heute gebe ich ihr den Waschlappen selber in die Hand und alles ist gut!"

»Es ist wichtig, zu wissen, dass jedes Verhalten eine sinnvolle Handlung aus der Vergangenheit ist. Diese Gefühle anzuerkennen und nicht als nicht mehr passend zu ignorieren oder negativ zu bewerten hilft Stressfaktoren abzubauen und den Alltag lebenswerter zu machen.

Gedankenblitz

Kennen Sie das auch, dass Sie auf etwas reagieren, wo der Ursprung in der Vergangenheit liegt z. B. ein Essen, was Sie nicht mochten, was aber aufgegessen werden musste, oder ein Kleidungsstück, was sie gehasst haben. Vielleicht ist es auch ein Name, der unangenehme Gefühle hervorruft, oder der Klang einer Stimme.

Es ist nicht zielführend, Menschen mit Demenz zu erklären, dass ihr Verhalten heute nicht mehr adäquat ist, da sich die Situation verändert hat. Erklärungen sind für Menschen gemacht, die noch denken können und selbst da überwiegt auch oft das Gefühl.

Mein Tipp

Gefühle, Aussagen und Einstellungen ernst zu nehmen, nicht anzuzweifeln oder keine eigenen Vorstellungen überzustülpen- so stellen Sie Würde und Selbstwertgefühl her und schaffen Zufriedenheit.

In der „Lebenskrise Demenz" ist es von großer Bedeutung Menschen um sich zu haben, die wertschätzend mit dem Kranken umgehen. Das macht die neue Lebenssituation für alle Beteiligten leichter.

Zum Alter gehört zudem die Aufgabe, ein Resümee des eigenen Lebens zu ziehen. Wenn Erinnerungen fehlen oder nur noch rudimentär vorhanden sind, gibt es in der Regel noch prägende Gefühle, die ausgedrückt werden. Der Mensch lebt stärker aus dem implizierten Gedächtnis. Dies sind „Nachwirkungen von Lernerfahrungen, deren sich die Probanden nicht bewusst sind und die indirekt, ohne Erinnerungsinstruktion erfasst werden." (Oerter und Montada 2008)

Oftmals kommen diese Empfindungen nun in der Demenz zum Vorschein, da die verstandesmäßige Verarbeitung nicht mehr möglich ist.

Nicht immer können wir uns erklären, welches Ereignis Anlass für die Tränen oder Wutausbrüche ist, sicher ist nur, dass hinter dem Gefühl eine reale Situation gestanden hat, die der Mensch mit Demenz jetzt aber nicht mehr wiedergeben kann.

Beispiel

Eine an Demenz erkrankte 92-jährige Dame, die im Bett lag, sollte mit einer neu auf den Markt gekommenen Lampe stimuliert werden. Um die Reaktion erfassen zu können, blieb die Betreuungskraft im Zimmer. Sehr schnell wurde deutlich, dass die Lavalampe mit unterschiedlichen Farbverläufen die Frau stark erregte. Sie schrie laut um Hilfe. Die Lampe wurde ausgeschaltet, woraufhin sich die Frau wieder beruhigte.

Es konnte jedoch nicht eruiert werden, weshalb sie so heftig reagiert hatte. Vielleicht wurde sie an Erlebnisse aus der Kindheit erinnert.

Ein weiteres Beispiel macht deutlich, dass auch Alltagsgegenständen eine wichtige Bedeutung zukommen kann, nämlich dann, wenn damit bestimmte Erinnerungen verknüpft sind.

Beispiel

Eine Gruppe demenzkranker Menschen war damit beschäftigt, einen Kuchen zu backen. Als einer alten Dame der Rührstab in die Hand gedrückt wurde, fing sie an zu weinen. Da sie nicht mehr sprechen konnte, antwortete sie nonverbal auf unsere Fragen. Wir fanden so heraus, dass dieses Gerät sie an ihre Mutter erinnerte (Abb. 7.1).

Zum Leben gehören viele dieser Erinnerungsschätze, die mal auftauchen können oder im Verborgenen bleiben. Häufig tauchen sie unvermutet auf, manchmal kann man sie durch geschickte Fragestellung (immer nur zwei Möglichkeiten) hervorrufen. Vorhersehbar ist das allerdings nicht.

Zusammenfassend kann man sagen, dass es Ihren Alltag wesentlich erleichtern wird, wenn Sie

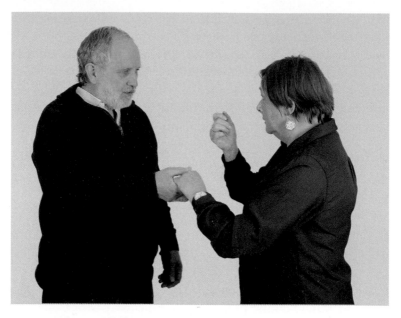

Abb. 7.1 Hilfestellung geben – verbal und nonverbal

- zu Ihrem kranken Angehörigen eine wertschätzende Beziehung aufbauen,
- ihm dabei helfen, seine Bedürfnisse zu artikulieren,
- ihn trösten und ihm beteuern, was für ein wertvoller Mensch er ist und stets war,
- ihn dabei unterstützen, mit sich selbst „ins Reine" zu kommen
- durch eine stressfreiere Umgebung dafür sorgen, dass nicht noch mehr Gehirnzellen absterben,
- mit Ihrem Angehörigen oder Patienten bis zu dessen Tod einen würdevollen Umgang pflegen;

Am Beispiel der Flucht wird deutlich, dass es innerhalb eines Lebens Erlebtes geben kann, das nicht verarbeitet wurde. Gerade bei Menschen, die heute hochbetagt sind, stand in der Vergangenheit die Aufarbeitung von negativen Gefühlen nicht hoch im Kurs.

Wie es drinnen aussieht, geht niemanden etwas an!

Ein Leitspruch, nach dem man damals lebte!
Ebenso gab es auch einen Verhaltenskodex, der dafür stand, dass man sich normgerecht verhielt. Abweichungen wurden bestraft und geächtet.

Beispiel
Frau M. hatte eine schwierige Ehe. Ihr Mann hatte immer wieder außer-
eheliche Verhältnisse. Eine Scheidung kam aber nicht in Frage, da beide ka-
tholisch waren. Mit dem Eintreten der Demenz und dem Abbau der verstandesmäßigen Verarbeitung dieses Kummers, weigerte Frau M. sich
vehement, ihren Mann zu sehen und beschimpfte ihn auf das Gröbste.

Die Kinder konnten die Ablehnung der Mutter gegenüber ihrem Vater
nicht verstehen, da dieses „Familiengeheimnis" von den Eltern nie preis-
gegeben worden war.
   In der Demenz kommen „alte Geschichten", die nicht verarbeitet wurden
und negative Gefühle hervorrufen in den verschiedensten Formen zum Vorschein. Das können Ausbrüche starken Weinens oder ständiges Herumlaufen
sein, somatische Schmerzen oder aber auch Beschimpfungen und Halluzinationen. Diese bearbeitet man, indem Sie durch Zuhören, Trösten, Verständnis
zeigen und Aushalten sich Ihrem Angehörigen ganz zuwenden.

Mein Tipp
Natürlich können wir keine tragischen Lebensereignisse lösen oder klären, wir
stehen aber als tröstender Angehöriger an der Seite des alten Menschen.
   Wir können Mut machen, indem wir an das Erreichte erinnern oder die Ressourcen ansprechen, die noch vorhanden sind.

Relativieren, d. h. verstandesmäßig einsortieren oder erklären, hilft nicht
weiter, da nun die Gefühlsebene im Vordergrund steht und nur subjektive
Wahrnehmungen erfasst werden können.
   Deshalb gilt:

- Streiten mit einem an Demenz erkrankten Menschen ist nicht sinnvoll, da
  er – seine – Gefühle in den Mittelpunkt stellt.
- Es wird nicht gelingen, Einsicht in „falsches Verhalten" zu vermitteln, da
  auch gesunde Menschen oft nicht einsichtig sind, obgleich sie theoretisch
  die Fähigkeit dazu besitzen.
- Versuchen Sie erst gar nicht, dem Kranken Orientierung hinsichtlich Zeit
  und Ort zu vermitteln. Dies führt bestenfalls zu nichts, da solche
  Informationen nur sehr kurz oder gar nicht gespeichert werden können.
  Im schlimmsten Fall verwirren Sie ihn.

- Sinnvoll ist es, sich als fürsorglicher Begleiter anzubieten und nicht als Lehrmeister.
- Es ist individuell zu prüfen, ob eine Therapie noch sinnvoll ist. Dazu müssen aber noch kognitive Ressourcen vorhanden!

> Ein guter Rat ist wie Schnee. Je sanfter er fällt, desto länger bleibt er liegen und desto tiefer dringt er ein. (Simone Signoret, französische Schauspielerin und Schriftstellerin, 1921–1985)

Seien sie neugierig, auf jeden Tag, er bringt sie ein Stück weiter in dem Erkennen, was in der Welt der Demenz wichtig ist. Sie werden mit diesem hoffnungsvollen Gedanken viele Erlebnisse haben, die sie zum Schmunzeln, zum Nachdenken oder zum Staunen bringen.

Beispiel

Der Sturm hatte über Rommerskirchen etliche Dachpfannen abgedeckt. Herr H. (87 Jahre alt, an Demenz erkrankt) stieg auf die Leiter, um den Schaden zu begutachten. Seine Frau, durch Kurse geschult, bekam einen ungeheuren Schrecken, erinnerte sich aber an das Gelernte. Sie rief ihrem Mann zu: „Heinrich, komm schnell von der Leiter, im Badezimmer ist ein Wasserschaden!" Herr H. kletterte von der Leiter, die Leiter wurde weggeschlossen, und der Wasserschaden und die Dachpfannen waren vergessen.

> Glück ist ein Wunderding. Je mehr man gibt, desto mehr hat man. (Madame de Stael, französische Schriftstellerin, 1766–1817)

Ein weiterer Aspekt um zu einem konfliktfreieren Miteinander zu kommen ist sich immer wieder zu fragen: „Ist es wichtig, jetzt das Verhalten zu korrigieren, oder kann ich es ignorieren."

Die tägliche Ganzkörperwaschung, oder die fleckenfreie Kleidung, standen nicht immer so im Focus wie das heute der Fall ist. Früher (vor 60 Jahren) wurde nur einmal in der Woche gebadet und an den anderen Tagen wusch man sich, mal mehr mal weniger gründlich. Kleidung wurde auch nicht täglich gewechselt, man entschied nach Verschmutzungsgrad, denn auch die „große Wäsche" war nur einmal in der Woche vorgesehen. Ältere Menschen verstehen häufig unseren „Reinlichkeitsfimmel" nicht. Sie fühlen sich unter Druck gesetzt, wenn das Waschen so betont wichtig wird, denn sie haben sich auch früher auch nicht als schmutzig erlebt. Hier treffen unterschiedliche Lebenserfahrungen und Anschauungen aufeinander, wo es wichtig ist Kompromisse zu finden. Oftmals reicht es schon, dem Menschen mit Demenz die

Wahl zu lassen, ihn zum Beispiel zu fragen „Möchtest Du lieber duschen oder dich am Waschbecken waschen?" Dies kann dazu führen, dass der Betroffene sich ernst genommen fühlt und so leichter für die Morgenwäsche zu motivieren ist.

Mein Tipp

Machen Sie immer zwei Vorschläge (nicht mehr, sonst wird die Entscheidung zu schwer!) und lassen Sie wo immer es möglich ist, Ihrem Angehörigen die Wahl. Durch das Gefühl, eine Wahl zu haben, sprich entscheidungsbefugt und damit wichtig zu sein und wertgeschätzt zu werden, lassen sich viele Konflikte vermeiden.

Immer wieder wird auch das Essen zu einer alltäglichen Belastungsprobe.

Einige Angehörige berichten, dass sie den Demenzkranken kaum zum Essen motivieren können. Sie kochen besonders sorgsam und auf die Bedürfnisse des zu Pflegenden abgestimmt. Dennoch verweigert er die Nahrung. In Kap. 3 habe ich bereits darauf hingewiesen, dass oftmals Demenzkranke nur zwischen süß und bitter unterscheiden können, wobei herzhafte Gerichte als bitter erlebt werden.

Ärgern Sie sich nicht, wenn das liebevoll gekochte „Leibgericht" einmal nicht gegessen wird, sondern nur der Pudding Anklang findet.

Mein Tipp

Bieten Sie bei schlechten Essern vermehrt über den Tag kleine Häppchen an, die viele Kalorien beinhalten, wie z. B. eine belgische Praline, Puddings mit Sahne gekocht, Püree mit Sahne und Butter. So verhindern Sie starken Gewichtsverlust.

Es gibt aber auch die andere Essstörung, d. h. der Mensch mit Demenz isst unentwegt und findet kein Ende. Er beklagt sich immer wieder, nicht gegessen zu haben.

Beispiel

Eine Ehefrau berichtet: „Mein Mann war Fernfahrer, und Essen fand immer nebenbei statt. Heute kann ich nicht in Ruhe kochen, da er vor lauter Gier auf das Essen zum Beispiel halbgekochte Kartoffeln aus dem heißen Wasser nimmt, um sie zu essen. Er kann nicht abwarten, bis die Speisen fertig sind. Wenn wir in einem Restaurant sind, klaut er den anderen Gästen die Speisen vom Teller, wenn sie früher bedient werden. Nun gibt es nur noch Butterbrote bei uns, weil das schnell geht und er sich so nicht verletzen kann."

Menschen mit Demenz können schlichtweg vergessen, dass sie bereits gegessen haben und klagen manchmal lautstark bei „Fremden", dass die Angehörigen sie verhungern lassen. Das kann zu peinlichen Situationen führen. Bleiben Sie gelassen, bieten Sie dem Klagenden einen Keks oder eine Banane an und erklären Sie dann ganz ruhig dem Außenstehenden, dass der Kranke die bereits eingenommene Mahlzeit vergessen hat.

Mein Tipp

Auch hier gilt: Verteidigen Sie sich nicht, sondern reagieren sie ruhig und gelassen, indem Sie zum Beispiel sagen: „Du hast Hunger, das kann ich gut verstehen. Möchtest Du lieber eine Banane oder einen Keks? Das Mittagessen ist ja auch schon eine Weile her."

Im Zusammenleben mit einem demenzkranken Menschen passieren immer wieder Missgeschicke oder vergessene Handlungsabläufe, die zu kritischen Situationen führen. Es hilft nicht, wenn Sie schimpfen oder dem Demenzkranken erklären, wie es richtig ist. Er kann es nicht mehr nachvollziehen und wird darum schmollen oder böse reagieren. Er erkennt seinen Fehler nicht, er sieht nur, dass Sie böse sind. Darauf reagiert er ebenso laut und schimpfend, oder er zieht sich beleidigt zurück. Putzen Sie den verschütteten Kaffee auf, klemmen Sie den Elektroherd ab, wenn das Ausstellen und Anmachen immer wieder vergessen wird. Finden Sie eine Lösung, die konstruktiv ist.

》Sollten Sie von Zeit zu Zeit aufgrund nervlicher Belastung unangemessen reagieren, dann machen Sie sich bitte keine Vorwürfe, denn auch Sie sind nur ein Mensch!

Bei manchen Verhaltensweisen kann uns auch der Ekel packen, z. B. das Schmieren mit Kot. Suchen Sie Hilfe, vielleicht gibt es ja ein Hilfsmittel für Ihr Problem. Wenn nicht, belohnen Sie sich wenn Sie sauber gemacht haben, ohne dass es zum Streit gekommen ist. Aus Angst vor dem Verschlucken nehmen Menschen mit Demenz manchmal auch Nahrung auf, zerkauen sie und platzieren sie dann am Tellerrand. Vielleicht wäre es hier eine Hilfe, auf weichere

Lebensmittel zurückzugreifen. Wir Menschen sind sehr unterschiedlich in unserem Erleben. Was für den einen unerträglich ist, belastet den anderen weniger.

Finden Sie Möglichkeiten, um das Unerträgliche vielleicht erträglicher zu machen durch eine Aktion, die Sie beseelt.

Gedankenblitz

Was würden Sie tun, wenn Sie orientierungslos wären und in die Hose gemacht hätten, was Ihnen sehr peinlich wäre?

7.2 Fazit

Menschen mit Demenz haben auch Wünsche, die sie beschäftigen, wenngleich sie sie oftmals nicht verbalisieren können. Durch unser Einfühlungsvermögen erspüren wir diese Bedürfnisse und helfen unserem Angehörigen, eine gute Zeit zu haben. Ebenso reagieren wir auf Missgeschicke oder auf unangemessenes Verhalten gelassen, um die Würde des Erkrankten aufrechtzuerhalten. Durch gutes Beobachten erfahren Sie viel über die Seelenlage Ihres Angehörigen und können beruhigend auch in peinlichen Situationen auf diesen einwirken.

Literatur

Oerter R, Montada L (2008) Entwicklungspsychologie, 6. Aufl. Beltz, Weinheim
Stuhlmann W (2004) Demenz-wie man Bindung und Biografie einsetzt. Ernst Reinhardt, München

8

Auf Vertrautes zurückgreifen

8.1 Vorhandene Fähigkeiten erhalten und die Altersseele beleben

Da es nicht möglich ist, in der Demenz neue Dinge zu lernen, ist es umso wichtiger, noch vorhandene Fähigkeiten zu erhalten und auf Vertrautes zurückzugreifen. Dies gelingt, indem Sie als Angehöriger, die „Seele" des Erkrankten berühren.

Sprechen Sie also Ihr Familienmitglied oder Ihren Freund mit dem an, was für ihn wichtig im Leben ist und war, zum Beispiel:

> Schau mal Mama, da ist Nelly, der Hund von Frau B., der möchte bestimmt gestreichelt werden. (Sohn von Frau L., der versucht, seine demenzkranke Mutter zu aktivieren).

Theo, hilf mir bitte beim Hof fegen, keiner macht das so gut und ordentlich wie Du! (Ehefrau spricht ihren 80-jährigen Mann an, der an Demenz erkrankt ist.)

Professor Böhm, den Sie ja schon in Kapitel fünf kennenelernt haben, sagt: „Erfolgreiches Altern heißt, seine Gefühle wieder anzunehmen. Dies heißt auch Schlüsselreize zu suchen, die uns früher erfreut haben …" (Böhm 2005, S. 12)

© Der/die Autor(en), exklusiv lizenziert an Springer-Verlag GmbH, DE, ein Teil von Springer Nature 2022
M. Pigorsch, *Diagnose Demenz: Ein Mutmachbuch für Angehörige*,
https://doi.org/10.1007/978-3-662-65291-6_8

Gedankenblitz

Haben Sie als Kind mit „alten Menschen" zusammengelebt? Ich kenne meine Omas und Opas kaum. Sie waren tot, als ich das Denken erlernte. Ich habe bis heute nie sehen können, wie es ist, wenn man alt ist.

Es fällt uns als orientierte Menschen oftmals schwer, sich in die Altersseele der vorherigen Generation hineinzuversetzen.

Beispiel
Frau M. (94-jährig, an Demenz erkrankt) hat keinen Respekt vor ihrer Schwiegertochter, da die Frau ihres Sohnes Brot wegwirft. Frau M. hat nach dem Krieg erlebt wie es ist, wenn man hungert. Sie ist durch diese Zeit traumatisiert und versteckt immer wieder Lebensmittel, um auch „in der Not" nicht noch einmal hungern zu müssen.

Beispiel
Herr P. (90-jährig, an einer Demenz erkrankt) schließt gekauftes Brot im Tresor seines Zimmers im Altenheim ein, da er im Krieg nur verschimmeltes Brot zu essen bekam. Brot ist für ihn wertvoller als Geld.

Das Denken der „Alten" zu begreifen heißt, diese Erfahrungen zu respektieren, auch wenn sie heute keine Bedeutung mehr haben. Es hilft uns, wenn wir diese Einstellungen kennen und sie in die Pflege und Betreuung integrieren. Lassen wir Frau M. ihre kleinen Verstecke (wir wissen, wo sie sind und kümmern uns darum) und Herrn P. sein Brot im Tresor (Abb. 8.1).

»Versuchen Sie nicht, Ihren Angehörigen in Ihre Gegenwart zu holen, gehen Sie in seine Welt.

8.2   Längere Reaktionszeiten akzeptieren

Immer wieder stelle ich fest, dass wir (Betreuende und Pflegende) zu schnell sind. Wir reden zu schnell und zu viel, lassen wenig Zeit zum Nachdenken und Handeln, sind zu eifrig. Die Adaptionszeit, die Zeit in der unser Gegen-

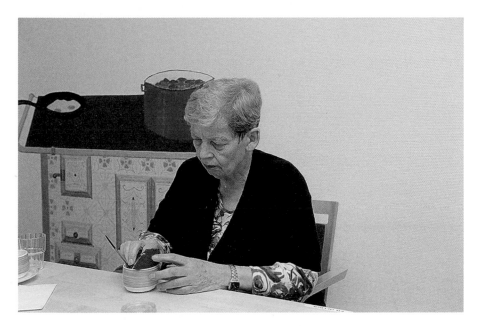

Abb. 8.1   Ungewöhnliches Verhalten nicht korrigieren

über verstanden hat was wir wollen, ist bei älteren Menschen und Menschen mit Demenz deutlich länger.

Genießen wir die ruhigen Minuten, die es braucht, damit unser Angehöriger begreifen kann, was nun zu tun ist. Denn eins ist klar: Es geht nicht schneller, wenn wir drängeln!

Gedankenblitz

Haben Sie schon einmal versucht, Ihr Enkelkind im Memory zu schlagen? Sie werden feststellen, dass Ihre Adaptionszeit (Reaktionszeit) länger ist als die des Schulkindes.

8.3   Den Demenzkranken in Entscheidungen einbinden

Ressourcen zu aktivieren heißt auch, Menschen mit einzubeziehen, selbst in schwierige Sachverhalte, und sie nicht vor dem „Unbill des Lebens" schützen zu wollen. Ein solcher Schutz bedeutet auch immer, jemanden nicht ernst zu nehmen. Ein Beispiel soll dies verdeutlichen:

Beispiel

Die Tochter von Frau M. (95-jährig, an einer schweren Demenz erkrankt) steht in meinem Büro und ist hilflos. Sie erzählt:

„Ich war mit meiner Mutter beim Augenarzt. Er sagt, meine Mutter muss dringend operiert werden, da sie sonst große Schmerzen durch ihre Augenerkrankung bekommt. Er kann sie aber nicht operieren, da sie das in ihrem Allgemeinzustand nicht überleben würde. Ich soll nun als Tochter entscheiden, was zu tun ist."

Die Tochter hatte die Betreuung für ihre Mutter, wusste aber, dass Entscheidungen von Leben und Tod dem Amtsrichter vorbehalten sind. Aber auch der Amtsrichter war sehr unsicher, was zu tun sei, da er die betroffene Frau nicht kannte. Nun sollte ich helfen. Ich schlug vor, Frau M. selbst zu befragen. Die Tochter protestierte heftig mit der Begründung, Frau M. sei entscheidungsunfähig und könne das Ausmaß einer solchen Entscheidung nicht erfassen.

Ich gab der Tochter Recht, wies aber darauf hin, dass es ja schließlich um die eigene Person gehe und sie nach der Befragung der Mutter immer noch Verantwortung übernehmen könnte. Dies wäre nur eine weitere Möglichkeit der Hilfestellung.

Daraufhin schilderte die Tochter ihrer Mutter die Situation in einfacher Worten und fragte sie zum Schluss: „Willst du operiert werden?" Da Frau M. nicht mehr reden konnte, schüttelte sie ganz energisch den Kopf und tat so ihre Meinung kund. Die Tochter hielt sich an die Entscheidung ihrer Mutter. Frau M. wurde nicht operiert und starb zwei Monate später, ohne Schmerzen, an einem Organversagen.

Die Betreuung haben, heißt nicht, dass Sie als Angehöriger über den an Demenz Erkrankten bestimmen sollten. Gerade am Anfang einer Demenz können die Menschen noch viele Entscheidungen selber treffen. Versuchen Sie immer, Ihren Angehörigen miteinzubeziehen. Wenn keine Willensäußerung (verbal oder nonverbal) erkennbar ist vertreten Sie seine Rechte. Dazu ist es wichtig zu wissen, was er möchte. Selbst wenn Sie 50 Jahre und mehr mit einem Menschen gelebt habe, bedeutet dies nicht, dass Sie ihn genau kennen. Fragen Sie nach, versuchen Sie eine Antwort auch von einem an Demenz erkrankten Menschen zu bekommen.

Mein Tipp

Geben Sie auch Ihrem dementen Angehörigen die Chance, mitzuentscheiden. Sie machen sich das Leben leichter, und ihr Angehöriger fühlt sich besser vertreten.

Dies heißt natürlich nicht, dass Ihr Angehöriger das Wenn und Aber abwägen kann. Damit ist er oftmals überfordert. Es geht dabei eher – wie schon beschrieben – darum, ihm die Wahl zwischen zwei Möglichkeiten zu zu geben.

> Frau K. fragt die 92-jährige Mutter: „Mama, möchtest Du mit zum Einkaufen kommen oder willst Du zuhause bleiben?"

Oftmals lautet die Antwort auf diese Frage „Nein", da der Mensch mit Demenz nichts mehr scheut, als eine ungewohnte Situation.

Deshalb müssen Sie sich vorher im Klaren darüber sein, dass sie die gegebene Antwort akzeptieren wollen, auch wenn Sie anders entschieden hätten. Überlegen Sie also im Vorfeld, wo Mitbestimmung möglich ist.

Wenn Sie selbst einen Wunsch haben, z. B. Essen zu gehen, ist es oft nicht hilfreich, Ihren Angehörigen nach seinem Wunsch zu fragen.

Wenn Sie Ihren Angehörigen fragen, ob er zum Essen ausgehen möchte oder lieber daheim isst, wissen Sie in den meisten Fällen die Antwort. Der demenziell erkrankte Mensch wird aufgrund seines Krankheitsbildes, der Orientierungslosigkeit, immer nein sagen. Also fragen Sie ihn nicht und Sie gehen gemeinsam auswärts essen, weil Sie sich das jetzt so wünschen.

Auch wenn Sie in Urlaub fahren, erübrigt sich die Frage, ob der Vater oder die Mutter in Kurzzeitpflege möchte. Sie entscheiden dies für sich und teilen Ihrem Angehörigen diese Entscheidung am besten erst kurz vorher mit, um aufkommende Ängste auf eine kurze Zeit zu beschränken.

Allerdings gibt es eine Reihe von Entscheidungen, die der Mensch mit Demenz noch treffen kann.

- Gibt es eine kleine oder große Geburtstagsfeier?
- Ziehe ich heute das grüne oder rote Kleid an?
- Kochen wir heute Grünkohl oder Kohlrabi?
- Wird es einmal ein Sarg- oder ein Urnenbegräbnis?

8.3.1 Die Mobilität des Kranken unterstützen

Die meisten Pflegenden müssen sich auch mit der zunehmenden Sturzgefahr des Erkrankten auseinandersetzen. Sie sind gefordert, wenn es darum geht, die doch vorhandene Fähigkeit des Kranken, sich selbst aktiv fortzubewegen, mit der zunehmenden Gefahr eines folgeschweren Sturzes in Einklang zu bringen.

• Was soll ich machen, wenn meine Mutter immer wieder aus dem Bett aussteigt und dabei stürzt?

Die Alternative zum Fallen kann nicht sein, dass Menschen – ob mit oder ohne Demenz – im Rollstuhl oder im Bett angegurtet werden. Auch hier sagt die Rechtsprechung ganz klar, dass der Sturz zum Lebensrisiko gehört. Eine Tochter erzählt:

Beispiel
„Ich habe immer sehr viel Angst gehabt, dass meine Mutter stürzt und es zum Oberschenkelhalsbruch kommt. Deshalb habe ich bei meiner Mutter nachts das Bettgitter hochgezogen, obwohl sie sich dagegen sehr gewehrt hat. Eines Nachts hatte sie das Gefühl, dass sie dringend auf die Toilette muss (sie wusste nicht mehr, dass sie mit Inkontinenzmaterial versorgt war) und sie versuchte, über das Bettgitter zu klettern. Da dies sehr laut war, war ich rechtzeitig zur Stelle und konnte einen womöglich schlimmen Sturz verhindern. Heute haben wir eine Sensormatte, die Geräusche macht, wenn meine Mutter aufsteht und wir somit informiert sind, wenn wir helfen sollen.“

Ständiges Sitzen und wenig Bewegung führen zu Muskelabbau und diversen Krankheiten. Mobilisierung hingegen trägt dazu bei, dass Menschen sich wohler fühlen, ausgeglichener sind und die Körperfunktionen erhalten bleiben.

Bettlägerigkeit ist nur ein scheinbarer Schutz, er führt zu einer Reihe von Folgeerkrankungen, die eine aufwändige Pflege nötig machen.

Gedankenblitz

Wenn ich das schreibe, fallen mir eine Reihe von älteren Menschen ein, die körperlich nicht in der Lage dazu sind, ihren Lebenspartner, der inzwischen immobil ist, aus dem Bett zu heben. Von daher kommt es zu Bettlägerigkeit, obwohl die Krankheit dies nicht bedingt. Dies ergibt sich dann aus der häuslichen Situation.

Der Abbau von Muskelstärke vollzieht sich im Alter sehr schnell. Bereits nach vier Wochen ist die Kraft der Muskulatur sehr weit zurückgegangen und muss in Übungen mühevoll wieder aufgebaut werden. Dies betrifft nicht nur die Muskulatur der Beine. Auch andere Organe, wie der Darm oder der Herzmuskel, verringern durch Bettlägerigkeit schnell ihre Tätigkeit. Dies wird im Alltag der Pflegearbeit zum Problem, weil es beispielsweise mühsam ist, die

Verdauung in Schwung zu halten oder weil der Mensch mit Demenz zu Kreislaufproblemen neigt.

> **Mein Tipp**
>
> Wenn Sie sich selbst etwas Gutes tun wollen und die Gesundheit Ihres Partners im Auge haben, engagieren Sie einen ambulanten Pflegedienst, der die Mobilisierung übernimmt, oder lassen Sie sich eine Krankengymnastik verordnen. Kinästhetik-Trainer können hier Hilfestellung geben.
>
> Sie können durch die Erhaltung der Ressourcen Lebensqualität erhalten. Die Kosten-Nutzen-Rechnung geht auf!
>
> Mobilität verhindert unter anderem Dekubitus- Geschwüre (Wundliegen), Kreislaufprobleme oder Verdauungsschwierigkeiten.

In der vollstationären Pflege setzt man Alltagsbegleiter ein, die an den Bedürfnissen der Bewohner orientierte Beschäftigungsprogramme anbieten. Das können Gesprächskreise, Kochangebote, Singkreise etc. sein.

In der häuslichen Pflege sollten Sie versuchen, den an Demenz erkrankten Menschen mit seinen noch vorhandenen Fähigkeiten in den Alltag einzubinden.

Dies kann unterschiedlich aussehen:

* Frau Z. schaffte ihre Spülmaschine ab, damit ihr an Demenz erkrankter Ehemann jederzeit etwas zum Spülen hatte.
* Frau B. weiß, dass ihr Mann gerne fegt. Also lässt sie ihn immer wieder den Hof kehren, obwohl kein offensichtlicher Schmutz vorhanden ist.
* Die Tochter von Frau F. bezieht ihre Mutter immer beim Kochen ein. Sie fängt so früh mit der Anleitung an, dass oftmals der gesamte Vormittag für Frau F. ausgefüllt ist mit dem Schneiden und Schälen von Gemüse und Obst.

Beispiel
Frau P. (80-jährig, an einer Demenz erkrankt) kontrolliert jeden Morgen ihren Kleiderschrank. Sie räumt alle Sachen heraus und schaut nach, was alles da ist. Sie hat aufgrund der Demenz keine Kontrolle mehr über ihre Habseligkeiten. Die Tochter räumt dann anschließend den Schrank wieder ein, da Frau P. müde aber zufrieden ist.

» Menschen, die gelernt haben, dass man die Hände nicht in den Schoß legen darf, brauchen eine Beschäftigung um zufrieden leben zu können.

Mein Tipp

Auch Beschäftigungen, die in unseren Augen unsinnig erscheinen, sind für den Menschen mit Demenz wichtige Alltagshilfen! Sie können in dieser Zeit für sich selber sorgen und ihre Zeit gestalten.
Nicht das Ziel ist entscheidend, sondern der Weg!

8.4 Ethik in der Pflegepraxis – die Frage nach dem Tod

Ganz bewusst habe ich zum Schluss eine wichtige Frage angefügt. Wir alle beschäftigen uns nur ungern mit dem Tod.

Viele ältere Menschen denken aber ohne Angst an den letzten Abschnitt ihres Lebens. Sie sind froh und dankbar, wenn sie mit einem Menschen darüber reden können.

Die ethischen Fallbesprechungen aus „Ethik in der Pflegepraxis" (vgl. Fölsch 2008) zeigen, dass es wichtig ist, im Umgang mit älteren demenzkranken Menschen auch schwierige Fragestellungen, die sich mit diesem Thema beschäftigen, nicht zu scheuen. Hier einige Beispiele:

- Kann ich es ethisch vertreten, dass mein Vater nicht mehr reanimiert werden will?
- Was soll ich tun, wenn meine Mutter ihre Tabletten nicht mehr schluckt? Muss ich sie zwingen, da die Medikamente lebensnotwendig sind?

Fragen, die besorgte Angehörige immer wieder stellen. Orientieren Sie sich dann daran, dass Sie als Familie gemeinsam überlegen, was der Wunsch des Erkrankten gewesen wäre, wenn er sich zu dem Sachverhalt äußern könnte.

Sicher sind solche Fragen einfacher zu beantworten, wenn man den Willen des zu Betreuenden kennt. Man sollte also auch über schwierige Fragestellungen frühzeitig ins Gespräch kommen.

> **Mein Tipp**
>
> Überwinden Sie die eigene Hemmschwelle und fragen Sie Ihren Angehörigen, wenn es um seine Belange geht, er hilft Ihnen bei der Entscheidung.
> Denn der § 1 des Bürgerlichen Gesetzbuches, der von der Würde des Menschen ausgeht, macht nicht bei einem Menschen mit Demenz halt.
> Die Krankheit Demenz ändert nichts an den Grundrechten des Menschen.

8.5 Fazit

Viele an Demenz erkrankte Menschen erleben sich als nutzlos, wenn sie keine Beschäftigung haben. Ihr Körper baut ab, und die Demenz schreitet schneller voran. Kleine Aufgaben, die ihm Freude machen, erhöhen hingegen die Lebensqualität. Ebenso ist Mobilität ein hohes Lebensgut, das es zu erhalten gilt. Wenn Sie selbst körperlich nicht in der Lage dazu sind, Ihren Angehörigen zu bewegen, ist es gut, einen Hilfsdienst hinzuzuziehen. Eine Vielzahl von Nebenerkrankungen können dadurch verhindert werden.

Literatur

Böhm E (2005) Seelenlifting statt Gesichtsstraffung, Älterwerden akzeptieren-Lebensantriebe reaktivieren. Edition: Das Narrenschiff im Psychiatrie, Bonn
Fölsch D (2008) Ethik in der Pflegepraxis, Anwendung moralischer Prinzipien im Pflegealltag. Facultas, Wien

9

Den demenzkranken Menschen ganzheitlich betrachten

9.1 Das personenzentrierte Modell von Tom Kitwood

Tom Kitwood

Tom Kitwood (1937–1998), englischer Sozialpsychologe und Psychogerontologe, setzte sich an der Universität in Bradford (USA) aktiv für den besseren Umgang mit Menschen mit Demenz ein. Er hielt Vorträge innerhalb der USA und erweiterte den Forschungsbereich Demenzpflege.

In seinem Pflegekonzept geht es Tom Kitwood darum, den Menschen ganzheitlich zu betrachten und die Erkrankung als nur einen Teil des Personseins zu sehen. Wenn wir Wünsche, Individualität und Gefühle mitberücksichtigen, wird unsere Kommunikation erfolgreich sein, zum Beispiel:

Du hast mir sehr geholfen beim Kartoffelschälen. Jetzt haben wir uns eine Pause verdient! (Die Tochter von Frau W. lobt die Mithilfe der demenzkranken Mutter.)

Tom Kitwood sagt: „Oft ist es eine Sache des Überlebens, und bis zu einem gewissen Grad ist es das, was es heißt, ein Mitglied unserer Art von Gesellschaft zu sein. Paradoxerweise wird mit dem Überschreiten des Egos hauptsächlich die psychische Beschränkung aufgegeben; es ist eine Angelegenheit der zunehmenden und nicht abnehmenden Selbstwerdung" (Tom Kitwood 1997, S. 186).

© Der/die Autor(en), exklusiv lizenziert an Springer-Verlag GmbH, DE, ein Teil von Springer Nature 2022

M. Pigorsch, *Diagnose Demenz: Ein Mutmachbuch für Angehörige*, https://doi.org/10.1007/978-3-662-65291-6_9

Tom Kitwood meint damit, dass wir im Umgang mit dem demenziell erkrankten Menschen uns selbst verändern können. Wir werden weicher, achtsamer im Umgang und pochen nicht mehr unablässig auf unser Recht und die alleinige Richtigkeit unserer Einschätzungen. Wir werden menschlicher. Ich selbst konnte dies bei einem Ehepaar beobachten.

Beispiel
Der Mann lebte schon lange mit einer Demenz in einer Altenpflegeeinrichtung.

Die Ehefrau kam jeden Tag und verbrachte ca. zwei Stunden mit ihrem Mann. In dieser Zeit richtete sie ihm das Essen an, die beiden gingen spazieren oder besuchten Angebote des Hauses wie Konzerte, Mal- oder Singkreise.

Die kognitiven Fähigkeiten des Mannes wurden zwar weniger, sein Allgemeinzustand blieb aber konstant gut, und er machte einen zufriedenen Eindruck. Die Ehefrau regte ihn an, überforderte ihn aber nicht. Sie war da und gab ihm das Gefühl von Sicherheit (Abb. 9.1).

Zufriedenheit trotz Demenz gibt es nach Kitwood, wenn Angehörige vermitteln können,

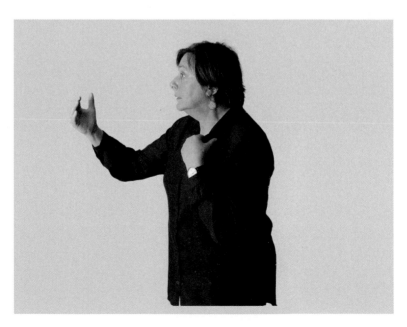

Abb. 9.1 Nonverbale Zeichen geben

- dass der Erkrankte noch etwas wert ist;
- dass er noch etwas tun, etwas bewirken kann;
- dass er das Gefühl hat, im Kontakt zu anderen Menschen zu sein und dazu zu gehören;
- dass er Sicherheit, Urvertrauen und Hoffnung spürt.

Gerade bei existenziellen Erkrankungen ist die Verletzbarkeit der eigenen Person sehr hoch. Da Menschen mit Demenz, gerade im Anfangsstadium spüren, dass sie nicht nur „leicht vergesslich" werden, sondern dass sich in ihrem Leben etwas gravierend verändert, reagieren sie sehr empfindsam auf ihre Umgebung. Deutlich wird dies immer, wenn man Angehörigen die Frage stellt: „Wann haben Sie eine Veränderung bei Ihrem Mann/Mutter/Vater bemerkt?" Die Antwort lautet in ganz vielen Fällen: „Wenn Sie mich so fragen, ging das alles schon viel früher los!"

Anzeichen und Hinweise gab es bereits schon vor Jahren, aber niemand wollte und konnte es sehen. Der erkrankte Mensch versuchte mitzuhalten, da es für ihn peinlich und schmerzhaft war, dass er seine Gedanken nicht mehr unter Kontrolle hatte. Der Angehörige wollte ebenso die Veränderung nicht wahrnehmen, da hinschauen mit Konsequenzen verbunden gewesen wäre.

Elemente einer gelungenen Betreuung von Menschen mit Demenz sind nach Tom Kitwood die psychischen Bedürfnisse (Tom Kitwood 1997, S. 122).

- Liebe
- Primäre Bindung
- Beschäftigung
- Einbeziehung
- Individualität
- Trost

Die Liebe und die Bezugsperson (primäre Bindung) sind die tragenden Elemente der Pflege und Betreuung, da sie es möglich machen, dass wir die Geduld aufbringen und es schaffen die elementaren Bedürfnisse von Menschen mit Demenz zu befriedigen.

Über Beschäftigung und Einbeziehung des Erkrankten in den Alltag (Kap. 7) erhalten und stärken wir Selbstvertrauen und Selbstbewusstsein. Berücksichtigen wir die Individualität kommen wir zu einem guten Miteinander, denn aus einem in sich gekehrten Menschen, machen wir keinen Unterhalter, oder aus einer eifersüchtigen Ehefrau, keine Mutter, die eine andere Frau gerne im Haushalt neben sich hat.

> **》**Berücksichtigen Sie immer wieder die Eigenarten Ihres Angehörigen und respektieren Sie diese.

Oftmals bedürfen Menschen mit Demenz auch des Trostes. Es ist schwer zu ertragen, wenn Sie sehen, wie sehr Ihr Angehöriger unter dem Verlust seine Alltagsfähigkeiten leidet. Zuhören, aushalten und Worte finden, die Erleichterung schaffen, machen die Krankheit erträglicher.

Gedankenblitz

Wenn uns ein Freund etwas erzählt, was wir kaum glauben können, werden wir nicht gleich sagen: „Du spinnst!" Wir werden beobachten, wie er reagiert und unsere Sprache anpassen.

Tom Kitwood hat sich im Besonderen der Sprache angenommen, die uns den Umgang mit dem demenzkranken Angehörigen erleichtern kann.

9.2   Bösartiger Umgang miteinander

Unter bösartigen Sprachmustern versteht man, dass sich Menschen mit Demenz herabgesetzt fühlen, Stress bekommen und so weitere Gehirnzellen geschädigt werden (vgl. Stippel 2013). Beispiele hierfür sind:

Betrug
Ich verspreche etwas, von dem ich weiß, dass ich es nicht halten werde oder es nicht eintreten wird.

- Die demenzkranke Mutter, vermisst ihren verstorbenen Mann und die Tochter sagt: „Jammere nicht, der kommt gleich von der Arbeit!"

Stigmatisieren (Verallgemeinerung einer Handlung)
Die Ehefrau beschimpft ihren demenzkranken Mann.

- „Du warst schon immer ein Egoist und hast nie auf meine Bedürfnisse Rücksicht genommen!"

Entwerten

- Die Tochter sagt zum demenzkranken Vater: „Du kannst das ja gar nicht entscheiden, du bist ja dement!"

Anklagen

- Der Ehemann fragt seine demenzkranke Frau: „Warum hast du dich nicht früher gemeldet, jetzt muss ich schon wieder alles sauber machen!"

Zur Machtlosigkeit verurteilen

- Die Ehefrau droht ihrem demenzkranken Mann: „Wenn du den Tee nicht trinkst, dann werde ich dich ins Krankenhaus bringen und dann bekommst du eine Infusion. Willst du das?"

Zum Objekt erklären

- Hier wird über den Erkrankten in seiner Anwesenheit gesprochen. Die Mutter erzählt ihrer Tochter: „Stell dir mal vor, gestern Nacht musste ich mit dem Papa dreimal aufs Klo gehen und er hat nichts gemacht. Er will mich nur ärgern."

Verbannen

- Der Angehörige wird ausgeschlossen. Die Tochter erzählt: „Mit dem (Vater) kann man ja nirgendwo mehr hingehen, der schreit oder blamiert uns ständig!"

Unterbrechen

- Die demenzkranke Tante möchte ihrem Patenkind etwas erzählen und sucht die einzelnen Wörter. Die Mutter des Kindes sagt: „Tante Hilde will dir erzählen, dass sie gestern im Zoo war!"

Einschüchtern

- Der demenzkranke Vater möchte zur Apotheke gehen, um Pflaster zu kaufen die Tochter sagt: „Das kannst du doch gar nicht. Du findest doch niemals den Weg zurück!"

Vorenthalten

- Frau B., demenzkrank, liebt es, abends mit einem Stück Schokolade im Mund einzuschlafen. Als sie eines Abends die Schokolade verlangt erklärt die pflegende Tochter: „Heute nicht, Du hast mich die ganze Zeit genervt!"

Ignorieren

• Herr Z., demenzkrank, ruft anhaltend nach seiner Tochter. Diese ist nicht bereit auf die Wünsche des Vaters einzugehen und reagiert nicht.

Lästern

• Die beiden Kinder der demenzkranken Frau Z., lästern über ihre Mutter: „Heute hat sie schon hundertmal gefragt, wie spät es ist. Sie ist nicht mehr ganz bei Trost und läuft in ihrem schmutzigen Pullover nun schon drei Tage herum."

Etikettieren

• „Unsere Mutter hat schon immer den Vater tyrannisiert. Das ganze Leben musste sich immer nur um sie drehen," beklagen sich die Kinder von Frau G. (an einer Demenz erkrankt).

Überholen

• Herr S. kann einem Gespräch nur noch folgen, wenn man Augenkontakt zu ihm hält. Die eingesetzte Betreuungskraft ignoriert dieses und spricht mit ihm, indem sie ihm den Rücken zudreht.

Zwang

• Herr P., an einer Demenz erkrankt, lässt sich nicht waschen. Die Tochter holt ihre Nachbarin zur Hilfe und beide führen eine Zwangswäsche durch.

Herabwürdigen

• Frau S. ist in ihrem Leben mehrfach von ihrem Mann betrogen worden. Herr S. ist nun seit zwei Jahren demenzkrank. Seine Frau reagiert auf seine Wünsche indem sie schimpft: „Du hast mich immer wieder belogen und betrogen, nun kannst du nichts mehr! Jetzt bist du auf mich angewiesen und ich sage, was zu tun ist!"

Tom Kitwood führt in seinen Büchern aus, dass diese negative Art der Kommunikation dazu führt, dass die Demenz sehr schnell fortschreitet. Durch den Stress, den der Mensch mit Demenz erleidet werden Gehirnzellen in hohem Maße zerstört. Die Krankheit schreitet schnell voran. Natürlich sind meine gewählten Beispiele krass, sie sollen die negative Aussage verdeutlichen. Allerdings wissen wir, als Menschen, dass wir oftmals nicht sehr achtsam miteinander umgehen.

Deshalb ist der wertschätzende und achtsame Umgang mit der Sprache ein Gewinn nicht nur im Umgang mit demenzkranken Menschen, sondern innerhalb unserer Netzwerke. Angehörige haben mir nach dem Kurs immer wieder gesagt: „Frau Pigorsch, seit ich darauf achte, was ich sage, gibt es auch viel weniger Konflikte mit meinen Kindern oder meinem Mann."

9.3   Gutartiger Umgang miteinander

Nun gibt Tom Kitwood aber auch einige Anregungen, wie man wertschätzend kommunizieren kann. Dazu gehören die folgenden Kommunikations-strategien:

Erkennen und Anerkennen
- Herr M., demenzkrank, hat versucht sich selbstständig anzuziehen. Es ist ihm nur zum Teil gelungen. Über dem Pullover hat er seine Schlafanzugjacke fest zugeknöpft. Die Ehefrau kommentiert: „Hans, du hast dich ja schon angezogen. Das ist klasse, dann können wir ja frühstücken!" Herr M. freut sich und kommt gerne zum Frühstück. Zu einem späteren Zeitpunkt wird sie die Schlafanzugjacke ausziehen.

Verhandeln und aushandeln
- Frau R., demenzkrank, ist heute sehr müde und will nicht aufstehen. Ihre Tochter sagt: „Du bist heute sehr müde das kann ich verstehen. Möchtest du noch eine halbe oder ganze Stunde schlafen?". Frau R. gibt an, dass eine halbe Stunde reicht. Die Tochter deckt sie zu, verlässt das Zimmer und kommt nach zehn Minuten wieder, da ein Arzttermin zu schaffen ist. Frau R. hat aufgrund ihrer Demenz kein Zeitgefühl und seht nun ohne Knurren auf.

Zwecklosigkeit und Spiel
- Es gibt Tage, an denen keine Notwendigkeiten anstehen. Lassen Sie an diesen Tagen Ihrem Angehörigen die Zeit zum Bummeln. Bleiben Sie in Kontakt, indem Sie Wünsche erkennen und erfüllen und schenken Sie ihm Sicherheit und Vertrauen in die Richtigkeit seiner Handlungen.

Feiern und sich freuen
- Feste und Ausflüge sind die Höhepunkte im Alltag. Damit Menschen mit Demenz dies genießen können, sollten sie die Tage sorgfältig planen. Viele Menschen, die alle miteinander im Gespräch sind, sind für Menschen mit Demenz eine unüberschaubare und oftmals auch bedrohliche Situa-tion. Kleine Gruppen, dafür aber öfter, geben Ihrem Angehörigen die

Möglichkeit, auch am Gespräch teilzunehmen. Unbekannte Situationen machen vielen Demenzkranken Angst. Sichern Sie Unterstützung zu und beschreiben Sie am Tag des Geschehens, was zu erwarten ist.

Zusammenarbeiten

> **Mein Tipp**
>
> Überfordern Sie Ihren Angehörigen nicht, indem Sie ihn in die Planung Tage vorher miteinbeziehen. Der Mensch mit einer fortschreitenden Demenz macht sich dann viele Sorgen, weil er die Situation nicht einschätzen kann. Er wird dann unter Umständen sehr unruhig und getrieben sein. Es reicht, ihn zeitnah über die Unternehmung zu informieren.

- Animieren Sie Ihren Angehörigen, Ressourcen zu aktivieren. Er wäscht das Gesicht, Sie den Rücken oder Sie spülen und er trocknet ab. Das fördert und erhält das Bewusstsein für das eigene Können und stärkt das Selbstvertrauen.

Stimulation
- Wir alle brauchen Anregung und Beschäftigung. Bettlägerige Menschen, die gegen eine weiße Wand oder tagtäglich durch ein Bettgitter hindurchschauen hospitalisieren und können unter Umständen keinen Kontakt mehr zu den Angehörigen aufnehmen. Kleine Aktivitäten, wie Erzählen der Zeitung, basale Stimulation durch Bälle, das Eincremen der Füße, gemeinsame Gespräche über das Erlebte oder Singen von bekannten Liedern geben dem Tag ein Gesicht und vermitteln Freude.

Entspannen
- Immer wieder fragen Angehörige: wie sie ihren Vater oder ihre Mutter noch fördern können. Der Alltag bietet viele Möglichkeiten, den Menschen mit Demenz einzubeziehen und ihm möglichst die Tätigkeiten anzubieten, die er gerne tut und noch kann. Überforderung, d. h. Dinge einzuüben, die nicht mehr machbar sind, oder immer wieder den Erkrankten zu fordern, bedeutet Stress für beiden Seiten. Erinnern Sie sich: Als man noch nicht so viel über Demenz wusste, gab es diese Erkrankten auch schon. Sie saßen in der Familie in der Ecke, wurden als schusselig beschrieben und in Ruhe gelassen. Es ist sehr wichtig, eine Balance zwischen Einbeziehung und Ruhe zu finden.

> **Gedankenblitz**
>
> Stellen Sie sich vor, ich würde Ihnen sagen: „Lernen Sie japanisch, damit Sie Ihr Gehirn aktivieren als Vorbeugung für eine Demenz!" Die Aufgabe, die Sie Ihrem Angehörigen geben, muss machbar sein, besser noch er sucht sie sich selbst.

Validation

- Dies ist eine wertschätzende Kommunikationstechnik, nach Naomi Feil, die in Kap. 6 schon erwähnt wurde. Auch hier geht es darum, nicht Defizite aufzudecken, sondern den Menschen mit Demenz in seiner Ganzheit zu erfassen und ihm respektvoll zu begegnen.

Erleichtern

- Wenn die Sprache nachlässt, ist dies oftmals eine ausweglose Situation der Menschen mit Demenz ausgesetzt sind. Hier gibt es die Möglichkeit, sich in den Menschen hineinzuversetzen und zu versuchen, das momentane Gefühl zu erspüren. Sie vermuten, dass Ihr Angehöriger verzweifelt ist und drücken dies aus, indem Sie sagen: „Da kann man auch verzweifeln, wenn man die Worte nicht finden kann!" Sie geben somit dem Erkrankten die Chance, das genannte Gefühl zu artikulieren oder zu bestätigen, und er fühlt sich verstanden. Man kann dem demenzkranken Menschen so Erleichterung verschaffen, und Ihr erkrankter Angehöriger fühlt sich mit seiner Krankheit nicht mehr so allein.

9.4 Persönlichkeitsveränderungen und Krankheitserleben

Wie bereits schon in Kap. 4 erwähnt, spielt es auch eine Rolle, was für eine Persönlichkeit Ihr Angehöriger ist. Sie kennen ihn als dominante Persönlichkeit. Häufig sehen wir die Eigenschaften, die er vor der Erkrankung hatte, später auch noch: einen starken Willen, den Wunsch alles alleine zu machen, und die Kraft, seine Wünsche zu realisieren. Es kommt aber auch vor, dass sich die Persönlichkeit verändert. Auch das Krankheitserleben kann durchaus unterschiedlich sein, was aus der Biografie oftmals resultiert. Zu dem Gesagten hier zwei Beispiele:

Beispiel
Zwei Männer lebten in einem Altenheim mit der Amputation eines Beines. Der eine alte Herr stellte sich auf das verbliebene Bein und versuchte so, seine Selbstständigkeit zu erhalten. Der andere war in seinem Krankheitserleben so gefangen, dass er fortan auch seine gesunden Hände nicht mehr bewegte und sich komplett versorgen ließ.

Beispiel
Eine Tochter erzählt: „Zu meinem Vater hatte ich immer ein sehr schwieriges Verhältnis. Er war sehr unnahbar und zeigte keinerlei Gefühle. Ich kann mich auch nicht daran erinnern, dass er mich mal in den Arm genommen hätte. Heute ist er dement und wenn ich ihn im Altenheim besuche ist er sehr anhänglich. Er freut sich mich zu sehen und nimmt mich in den Arm und streichelt mich. Ich erkenne ihn kaum wieder, genieße aber seine Zuneigung. Ich lerne meinen Vater neu kennen."

Die Biografie des Angehörigen ist der Schlüssel zu einem guten Zusammenleben. Wenn die gemachten Erfahrungen und, die gelebten Werte berücksichtigt und anerkannt werden, gibt es in der Pflege und Betreuung weniger Reibungspunkte.

Beispiel
Frau L., 93-jährig, hat in ihrem Leben immer, Personal gehabt, so sagt sie. Die neue Betreuerin, die ihre Tochter ins Haus geholt hat, behandelt sie von oben herab als Dienstbotin. Ihr Ton ist rüde und barsch. Die Tochter erklärt nun der helfenden Dame, dass Frau L. aufgrund der Krankheit, die neue Situation kognitiv nicht mehr richtig einschätzen kann.

Langsam gewöhnt sich Frau L. an die Betreuerin, und der Ton wird verbindlicher.

Beispiel
Herr P., 72-jährig und an einer Demenz erkrankt, kommt aus Polen und hat die letzten Lebensjahre in einer Datsche auf dem Land gelebt. Heute lebt er bei seiner Tochter in der Stadt. Immer wieder erlebt die Tochter, dass sie morgens ihren Vater unterkühlt im Garten vorfindet. Es fällt ihm offensichtlich schwer, in einem Haus und Bett zu schlafen. Nach anfänglichem Zurechtweisen achtet sie nun darauf, dass ihr Vater im Bett warm angezogen ist und hat im Garten Decken deponiert.

Mein Tipp

Viele Verhaltensweisen können Sie bei Menschen mit Demenz nicht ändern. Ärgern Sie sich nicht, sondern suchen Sie nach kreativen Lösungen. Manchmal sind auch nur Teillösungen möglich, aber das ist immer noch besser als ein Zustand, der täglich zu Konflikten führt.

Kommen zu der Demenz noch weitere Erkrankungen hinzu, spricht man von Multimorbidität. Schlechtes Sehen oder Hören verstärken eine Demenz, da es dem Betroffenen noch schwerer fällt Gespräche zu verfolgen oder Situationen richtig einzuordnen. Oftmals wird er auch deutlich weniger angesprochen, „weil er ja so wie so nichts mehr versteht." Oder das Misstrauen, was er den Angehörigen entgegenbringt, wird nicht mit der reduzierten Wahrnehmung in einen Zusammenhang gebracht. Hier braucht es Einfühlungsvermögen, um zu erspüren, wie hilflos der Mensch mit Demenz ist, wenn zu den kognitiven Fehlleistungen, Wahrnehmungseinbußen kommen. Ebenso ist ein schlecht eingestellter Diabetes oder eine Über-und Unterfunktionen der Schilddrüse ein gravierender Mangel der Lebensqualität. Beides kann zu erhöhtem Schwindel und Verwirrungszuständen führen. Es ist wichtig, diese körperlichen Erkrankungen mit ihren Symptomen zu kennen und genau zu beobachten (Abb. 9.2).

Gedankenblitz

Stellen Sie sich vor, Sie leiden an einer Demenz. Weiterhin sind Sie aufgrund des Schlaganfalls nicht mehr in der Lage zu gehen. Sie benutzen einen Rollstuhl. Ein weiteres Handicap ist das Hören. Sie bekommen oft nicht mit, was Ihre Familie von Ihnen will. Sie bemerken, dass Sie nicht mehr einbezogen werden.

Beobachtungen haben gezeigt, dass Menschen mit Demenz, die auch schlecht hören können, kaum angesprochen werden und von vielen Gesprächen ausgeschlossen sind.

Neurologische Beeinträchtigungen können sich auf die Sprache beziehen (Wortfindungsstörungen), aber auch auf Fertigkeiten, die den Alltag betreffen. So ist das Schmieren eines Butterbrotes eine komplexe Angelegenheit, wenn es nicht mehr intuitiv erledigt werden kann.

Schüler haben diesen Vorgang einmal in einzelne Schritte zerlegt und fotografiert. Es entstanden 62 Fotos. Es war zu sehen: Schrank auf, Brot entnehmen, Schrank zu, Brot auf den Tisch legen, Plastiktüte entfernen usw.

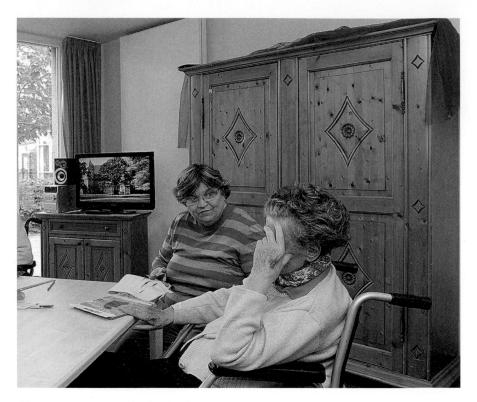

Abb. 9.2 Körpersprache beobachten

Wenn unser Gedächtnis nicht mehr funktioniert, werden diese Alltagskompetenzen zu einer verwirrenden Tätigkeit.

Kitwood hebt aber im Besonderen die Sozialpsychologie hervor. Er hat
untersucht, was es für Menschen mit Demenz bedeutet in welchem sozialen
Umfeld sie leben und wie die Menschen miteinander umgehen. Kinder, die
um die Gunst der dementen Mutter feilschen, verstärken das Krankheitsbild
der Demenz, da keine Sicherheit und Geborgenheit aufkommen kann. Pflegende Töchter, die dies nur aus einer Verpflichtung heraustun, sind keine
Hilfe, da der Angehörige spürt, dass es nicht um seinetwillen ist. Ehefrauen,
die ihren Mann pflegen, obgleich sie ihn nicht mehr lieben, werden oftmals
von ihrem dementen Ehepartner hart attackiert, da Menschen mit Demenz
mit Gefühlen stärker verbunden sind, als mit Worten. Die nonverbale Geste
ist entscheidender als die gesprochenen Sätze.

Mein Tipp

Seien Sie ehrlich zu sich selbst und zu Ihrem Partner, Vater oder Mutter. Wenn es Ihnen schwerfällt, Ihren Angehörigen zu betreuen, ist ein Wechsel in ein Altenheim für alle Beteiligten oftmals der richtige Weg.
Eine Tagespflege kann auch als erster Schritt helfen, um sich Klarheit zu verschaffen.

9.5   Fazit

Tom Kitwood lehrt uns, dass es in der Demenz ein zufriedenes Leben geben kann. Wenn die Bezugspersonen achtsam mit ihrem Angehörigen umgehen, seine Individualität berücksichtigen und ihm Aufgaben übertragen, die er bewältigen kann. Gleichzeitig ist es aber auch notwendig die eigenen Grenzen wahrzunehmen und sich als Bezugsperson nicht zu vergessen. Dann, so Kitwood, können Sie es schaffen, ein menschlicheres und ein zufriedenes Zusammenleben zu gestalten.

Literatur

Kitwood T (1997) Demenz, Der person-zentrierte Ansatz im Umgang mit verwirrten Menschen. Verlag Hans Huber, Bern
Stippel E-M (2013) Umgang mit herausforderndem Verhalten bei demenziell erkrankten Menschen. Kommunikationsförderung, Validation. Fachbereichsarbeit, FH Münster, Münster

10

Herausforderndes Verhalten im Alltag meistern

Die mangelnde Krankheitseinsicht und die Beziehungsarbeit führen immer mal wieder zu Missverständnissen und Konflikten im Alltag. Aggressive Beschimpfungen oder Handgreiflichkeit können dann die Pflege und Betreuung erschweren oder aber auch unmöglich machen, zum Beispiel:

Ich möchte nicht, dass Du in diesem Ton mit mir sprichst. Das verletzt mich sehr! (Frau N. wehrt sich gegen ihren laut schreienden und schimpfenden Mann.)

Beispiel
Herr K., 76-jährig, an einer Demenz erkrankt, sitzt erbost in seinem Rollstuhl und droht seinem 45-jährigen Sohn Prügel an. Der Sohn wollte dem Vater das Rauchen im Wohnzimmer verbieten.

Wenn man Definitionen von Gewalt liest, so geht es immer darum, dass Gewalt sich darin ausdrückt, dass mit verbalen Äußerungen oder Handgreiflichkeiten ein Zustand abgestellt oder verändert werden soll. Menschen mit Demenz können aufgrund ihrer kognitiven Einschränkungen keine überlegten Handlungen vornehmen, also nicht planend etwas einsetzen, um ein bestimmtes Ziel zu erreichen. Deshalb sprechen wir im Umgang mit demenzkranken Menschen nicht von Gewalt, sondern von herausforderndem Verhalten.

© Der/die Autor(en), exklusiv lizenziert an Springer-Verlag GmbH, DE, ein Teil von Springer Nature 2022
M. Pigorsch, *Diagnose Demenz: Ein Mutmachbuch für Angehörige*,
https://doi.org/10.1007/978-3-662-65291-6_10

Fast immer resultiert dies, wie in dem Beispiel oben, aus der Hilflosigkeit oder dem Gefühl, nicht ernst genommen zu werden. Angst oder Missverstehen der Situation ist ebenso ein Grund von herausforderndem Verhalten.

Bei der Eskalation von Konflikten kann es dann aber dazu kommen, dass Angehörige Gewalt ausüben, wenn sie mit der Betreuung überfordert sind oder sich hilflos fühlen.

Wenn Sie das Gefühl haben, Ihr Angehöriger verändert sich, er wird unruhiger, ungehaltener oder er zieht sich in sich zurück, ist es wichtig zu überlegen:

- Kann dies eine medizinische oder körperliche Ursache haben? Frau S., 82-jährig, an einer Demenz erkrankt, isst nicht mehr, weil ihre Mandeln stark angeschwollen sind. Aufgrund der demenziellen Erkrankung kann sie dies aber nicht verbalisieren.
- Braucht der Erkrankte Orientierungshilfen, weil er sich unsicher fühlt? Herr P. 81-jährig, demenzkrank, ist ungehalten und schimpft laut vor sich hin. Er hat Angst in der Wohnung mit dem Rollator zu fahren. Immer wieder hindern ihn Gegenstände, die kaputtgehen könnten. Er kann dies nicht mitteilen.
- Gibt es in seiner Umgebung zu viele Nebengeräusche, oder Unruhe, die ihn verunsichern? Herr J., 94-jährig, an einer Demenz erkrankt, isst nicht mehr. Der laufende Fernseher während des Essens nimmt ihn so in Anspruch, dass er sich nicht auf das Essen konzentrieren kann.
- Braucht der Angehörige Begleitung, weil er sich nicht mehr zurechtfindet? Frau U., 65-jährig, an einer Demenz erkrankt, findet die Toilette nicht mehr. Sie benutzt stattdessen den Schirmständer.
- Oder sucht er Anleitung zu einfachen Arbeiten, zu einer Beschäftigung, weil er sich nutzlos fühlt? Frau G., 89-jährig, demenziell verändert, räumt immer wieder die Schränke aus. Sie sucht nach einer Beschäftigung, da sie sich langweilt.

Versuchen Sie anhand dieser Fragen Lösungen zu finden, damit Unruhe und Unausgeglichenheit nachlassen. Wenn diese Rahmenbedingungen keine Rolle spielen, und das herausfordernde Verhalten für Sie zu einem Problem wird, bitte ich Sie, nicht aufzugeben und weiter zu forschen.

10.1   Der Umgang mit herausforderndem Verhalten

Da es in der Betreuung immer um Beziehungen geht, tritt herausforderndes Verhalten auch stets im Kontakt mit einem anderen Menschen auf. Somit stellt sich die Frage für das Gegenüber: Was und warum ist dieses Verhalten für mich herausfordernd?

Für den einen mag es herausfordernd sein, wenn der Ehepartner immer wieder die Hausschuhe im Garten anzieht, der andere reagiert sauer, wenn der Angehörige sich in sich selbst zurückzieht und nicht mehr reagiert (Abb. 10.1).

> **Mein Tipp**
>
> Überlegen Sie, in welchen Situationen Sie sich angegriffen fühlen. Oftmals weiß man dies ja selbst nicht so genau, kann es aber an den eigenen heftigen Reaktionen auf ein unerwünschtes Verhalten erkennen.
>
> Manchmal kommt die starke Reaktion auf das unerwünschte Verhalten auch aus der eigenen Lebensgeschichte.

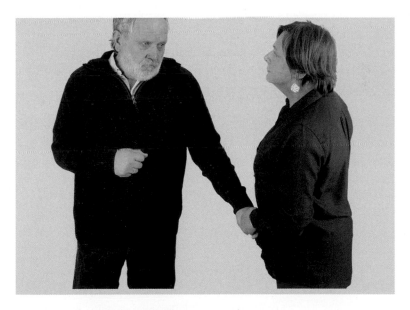

Abb. 10.1   Herausforderndes Verhalten ernst nehmen

Beispiel
Frau S., Tochter von Frau A., die an einer Demenz erkrankt ist, erzählt:

„Wie jeden Mittag richtete ich meiner Mutter das Essen an. Es war ein Möhreneintopf, den sie sehr liebte. Auf einmal spuckte sie mir das Essen direkt ins Gesicht. Ich war empört und schimpfte mit ihr lautstark. Natürlich wusste ich, dass Menschen mit Demenz immer Angst haben, sich zu verschlucken, aber diese Reaktion meiner Mutter hatte ich noch nicht erlebt. Es erschütterte mich auch sehr, in welcher Heftigkeit ich mit ihr geschimpft hatte. Nach verschiedensten Überlegungen am Abend erinnerte ich mich an meine Kindheit. Ich habe es gehasst, wenn meine Mutter auf ihr Taschentuch spuckte um mir den Mund zu säubern. Als Kind konnte ich mich nur durch Wegdrehen dagegen wehren, aber heute hatte ich meinem Ärger über diesen empfundenen Ekel verbal Luft gemacht. Für die Zukunft bin ich auf dieses Verhalten vorbereitet und kann mich schützen."

Auch erlebt man, dass demenzkranke Angehörige aufgrund der Angst sich zu verschlucken Essen auf den Boden spucken. Dies kann für die Familie als herausforderndes Verhalten wahrgenommen werden.

Verhalten, das zu Handgreiflichkeiten oder Beschimpfungen führt, resultiert häufig aus folgenden Gründen:

- Dass der Mensch mit Demenz nicht versteht, was der Angehörige von ihm will.
- Dass er sich von seinen Angehörigen nicht ernst genommen fühlt.
- Dass er überfordert ist, verunsichert ist, und Angst hat, er reagiert panisch.
- Der Gesichtsausdruck ist angstbesetzt, hilflos.

Allein schon die Adaptionszeit (d. h. wann ein demenzkranker Mensch den Sinn unserer Worte erfasst hat und dies umsetzt), ist sehr verlangsamt, sodass es durchaus nachvollziehbar ist, dass wir ungeduldig und ungehalten reagieren. Häufig reden wir dann noch mehr, um zu verdeutlichen, was wir wollen, bewirken dadurch jedoch nur noch größere Verunsicherung.

Hier hilft nur Ruhe, Geduld und ein gutes Zeitpolster. Dies ist der erste Schritt, um eine Eskalation zu vermeiden.

Mein Tipp
Gerade wenn Sie wichtige Termine haben, planen Sie statt einer Stunde zwei ein. Nur so können Sie die Ruhe bewahren und gelangen pünktlich zu Ihrem Termin.

> Reden Sie nur wenig, liebevoll und in kurzen, knappen Sätzen. Denn wenn Sie hektisch werden, reagiert Ihr Angehöriger gar nicht oder noch stärker verlangsamt.

Kommt es dennoch zu einer konfliktreichen Situation, achten Sie auf das Verhalten und die Mimik Ihres Angehörigen. Sie erkennen Verunsicherung in den Augen, wenn diese weit aufgerissen sind und der Blick angstbesetzt ist. Jetzt helfen tröstende, beruhigende Worte und Gesten. Ebenso kann es aber auch sein, dass durch die Verunsicherung ein ablehnendes, herausforderndes Verhalten gezeigt wird, wie z. B. durch Schreien, Schimpfen oder der Versuch des Zuschlagens. Auch hier ist der Gefühlszustand in den meisten Fällen Angst.

> **Mein Tipp**
>
> **Bleiben Sie ruhig!**
> - Lassen Sie sich nicht provozieren.
> - Bauen Sie eine Brücke zu Ihrem Angehörigen.
> - Reden Sie mit Ihm, denn wer redet kämpft nicht!

Es ist nicht immer leicht, sich nicht provozieren zu lassen, denn oftmals trifft das Gesagte hart. Durch die gemeinsame Vergangenheit kennt auch der Erkrankte sein Gegenüber, und dessen Schwächen gut. Er argumentiert aus dem Gefühl, ohne sich der Tragweite der Worte bewusst zu sein. Er will lediglich zeigen, dass er noch etwas zu sagen hat, und er möchte ernst genommen werden. Da wir oftmals versuchen logisch zu sein erreichen ihn unsere Argumente nicht. Beenden Sie den Streit, bevor er eskaliert.

Beispiel
Frau N. betreut ihre an Demenz erkrankte Mutter seit einem Jahr. Sie möchte ihre Aufgabe gut machen, und versucht, alle Wünsche der Mutter zu erahnen und zu erfüllen. Sie weiß jedoch, dass ihre jüngere Schwester dem Herzen der Mutter nähersteht und ist auf diese Beziehung immer eifersüchtig gewesen. Heute ist die Mutter, wie schon öfter, unruhig und fühlt sich nicht wohl. Frau N. versucht nun, besonders freundlich und zugewandt zu sein. Ihre Mutter reagiert, in dem sie sagt: „Schade, dass L. nicht hier ist, sie könnte mich fröhlich stimmen, sie ist ein so positiver Mensch!" Frau N. antwortet: „Aber Mama, ich mache doch alles, was du willst, ich bin immer für dich da!"

Daraufhin die Mutter: „Alles ist nicht genug, es muss das Richtige sein!" Frau N. sagt nichts mehr und ist tief verletzt.

Frau N. machen die Undankbarkeit der Mutter und die Eifersucht auf ihre Schwester sehr zu schaffen. Sie kann ihre Gefühle nicht von denen der Mutter trennen. Es wäre für sie einfacher, nur das für die Mutter zu tun, was sie selbst für richtig hält und nicht in dem Wunsch nach Liebe zu verharren und sich somit zu verausgaben. Dann könnte sie neutral sagen: „Mama, ich weiß, wie sehr du L. herbeiwünscht. Sie ist jetzt aber nicht da, und deshalb kann dir keiner helfen!"

Mein Tipp
Versuchen Sie nicht, durch Argumente besondere Aufmerksamkeit oder durch Selbstaufgabe Liebe oder Anerkennung herbeizuzwingen. Ein Mensch mit Demenz hat vielleicht viele kognitive Fähigkeiten verloren, er hat aber oftmals gefühlsmäßig gute Antennen und kann ihre Absicht erkennen. Er reagiert immer kongruent (d. h. seiner eigenen Gefühlslage entsprechend).
   Also: Seien Sie auch kongruent!

Eine Brücke bauen heißt auch, selbst wenn Sie ungerecht angeschrien worden sind oder verdächtigt wurden das gesamte Geld gestohlen zu haben, nicht auf einer Entschuldigung von ihrem Angehörigen zu bestehen.
   Drücken Sie Ihre Trauer oder Verletztheit aus indem Sie zum Beispiel folgende Worte wählen:

- „Das stimmt mich sehr traurig, dass Du so mit mir sprichst!"
- „Ich hätte nie geglaubt, dass Du mir so was zutraust!"

Warten Sie nun ab, was passiert! Häufig wird bei diesen gefühlsbetonten Worten ihrem Gegenüber erst bewusst, was passiert ist. Er versucht nun einzulenken oder aber führt den Streit nicht weiter.
   Brücken bauen wir, indem wir dem Demenzkranken nicht Gefühle wie Scham, Unrecht oder Nichtkönnen vermitteln, sondern indem wir seine gefühlsmäßigen Ressourcen ansprechen.

Beispiel
Tochter zum demenzkranken Vater: „Ich weiß, dass das jetzt sehr peinlich für Dich ist. Aber es nützt nichts, die nasse Hose muss ausgezogen werden. Soll ich Dir helfen oder willst Du es allein machen!"

10.2   Gründe für herausforderndes Verhalten

Herausforderndes Verhalten – z. B. Schreien und Rufen – kann aber auch ganz andere Gründe haben. Da Menschen mit Demenz oftmals nicht mehr ausdrücken können, was sie bewegt, ist das Rufen das letzte Kommunikationsmittel.

Zum einen können Schmerzen sehr quälen, aber auch die Hitze in einem Raum kann als störend empfunden werden. Langeweile, Eifersucht oder Sehnsucht nach einem geliebten Menschen können sich in immer wieder kehrenden Worten: wie Mama-Mama-Mama verstecken. Ignoriert man dieses Jammern und versucht es zu überhören, stellt sich häufig eine Hilflosigkeit ein, die dazu führt, dass es versetzt zur Eskalation oder Resignation kommt.

Studien, die in dem Buch „Schreien und Rufen: Herausforderndes Verhalten bei Menschen mit Demenz" (Urselmann 2013) angeführt werden, machen deutlich, dass die Motivation für die Angehörigen zum Helfen, immer durch die Beziehungsqualität und durch das Verhalten bestimmt wird. Somit erlebt der Pflegende bei immerwährendem Rufen oder Schreien sich selbst als hilflos, genervt, überfordert und die Empathie für den Menschen mit Demenz nimmt ab.

Mein Tipp

Warten Sie nicht zu lange, bis Sie aktiv werden. Suchen Sie nach dem Grund für das immerwährende Rufen. Verändern Sie die Situation mit Ihrem dementen Angehörigen, indem Sie einen Ortswechsel herstellen. Gestalten Sie eine schöne Teestunde oder laden Sie den Erkrankten zum Tanz bei schöner Musik ein. Mangelnde Orientierung und Bewegung können ein Zeichen für unruhiges, ängstliches Verhalten sein. Geben Sie Hilfen, indem Sie eine Wohnungsbegehung machen (selbst wenn in dem Zuhause schon 40 Jahre gelebt worden ist), erzählen Sie von ihren gemeinsamen Anschaffungen und ermuntern Sie zu kleinen Bewegungen.

Oftmals helfen auch einfache Tätigkeiten oder Anteilnahme, die unguten Gefühle zu vertreiben.

Bespiel

Frau M., 78-jährig, an einer Demenz erkrankt, nervt ihre Umgebung, indem sie immer wieder sagt: „Rheinisches Kaufhaus, was kann ich für Sie tun?" Sie hat lange Zeit als Verkäuferin in einem Kaufhaus gearbeitet. In der Umgebung des Wohnbereiches führt dieses aber zu einer Menge von Ärgern durch die Mitbewohner. Wenn Frau M. mit einer Alltagsbegleitung und deren Hund an der Leine spazieren geht, hört diese Echolalie (stereotypes, sinnloses Nach-sagen von Sätzen) auf.

Unsere Sprache ist unser Werkzeug, mit dem wir viele schwierige Situatio-nen verschärfen oder auflösen können. Es ist notwendig, sich immer wieder zu fragen:

- Was bewegt meinen Vater/Mutter/Ehemann jetzt?
- Wie würde ich, mich selbst fühlen?
- Wie kann ich das, was er sagen will, verstehen?
- Ist der Ton indem ich spreche, angemessen?
- Rede ich, wie mit einem erwachsenen Menschen, oder behandele ich ihn wie ein Kind?
- Sind meine Sätze zu kompliziert?
- Ist diese Situation so ernst oder sehe ich auch eine lustige Seite?
- Was sind die individuellen Werte, die mir helfen mein Gegenüber zu erreichen?
- Kann ich das Verhalten akzeptieren oder muss es verändert werden?

Beispiel
Frau K., 78 Jahre alt, im Anfangsstadium an einer Demenz erkrankt, ist völlig verzweifelt. Sie sieht keinen Sinn mehr in ihrem Leben und verweigert jeg-liche Nahrung. Ihr Mann ist hilflos und redet auf sie ein, indem er bettelt: *„Liese, du musst trinken und essen, sonst bringe ich dich ins Krankenhaus und dann bekommst du eine Magensonde, ich kann das nicht mehr verantworten!"* Frau K. wird aufgrund der Drohung bockig und verweigert nun auch die Ein-nahme der Medikamente.

Reden Sie weniger!
Oftmals, wenn wir das Gefühl haben, wir erreichen mit unseren Worten unser Gegenüber nicht, reden wir nun noch verstärkter auf ihn ein. Der Ton-fall wird dann lauter und abgehackter. Auf Menschen mit Demenz wirkt das abschreckend. Sie reagieren, indem sie schimpfen, laut werden oder: Sie schalten ab!

Mein Tipp
Versuchen Sie es liebevoll. Erreichen Sie ihr Gegenüber nicht starten sie einen zweiten Versuch etwas später. Akzeptieren Sie ein Nein „zunächst" und machen Sie einen erneuten Versuch zu einer anderen Zeit.

Gedankenblitz

Kennen Sie das bei sich selber, wenn jemand stakkato mäßig auf Sie einredet. Was geht in Ihnen vor und was machen Sie?

Wenn Sie es schaffen sich nicht ganz so ernst zu nehmen, werden viele Situationen, die Sie erleben, auch humoristische Züge haben.

Humor hilft in vielen Situationen!

Wenn Sie in Ihrem Alltag einen Angehörigen mit Demenz begleiten, erleben Sie immer wieder skurrile Situationen, über die Sie herzhaft lachen dürfen. Denn Lachen führt zu einer besseren Versorgung der Lunge, des Herz-Kreislaufsystems, es regt alle unsere Organe an und ist für den Körper gesundheitsfördert.

„Humor gilt als Gegenspieler der Angst". (Fey 2013, S. 105)

Ein Beispiel

Ich, bin bei einem Düsseldorfer Starfriseur gewesen und hatte mir, die eine Seite meiner Haare kurz schneiden lassen während die andere Seite einem Pagenkopf glich.

Ich stehe im Altenheim mit einer dementen Bewohnerin vor dem Aufzug, die mich lange, intensiv betrachtet.

Dann fragt sie besorgt: „Hat das Geld für die andere Seite nicht mehr gereicht?" Ich lache laut und gebe ihr zur Antwort, dass dies heute modern sei. Daraufhin lachen wir beide.

Mein Tipp

Versuchen Sie auch ab und zu auf die humoristische Seite zu schauen! Menschen mit Demenz können oft sehr scharfsinnige Beobachter sein.

Individuelle Werte einsetzen heißt, das hervorzuheben, was für Ihren Angehörigen immer wichtig war. Etliche Männer kann man dazu bewegen, sich waschen zu lassen, wenn man sie bei ihrer Eitelkeit packt.

Beispiele

„Schau mal, Papi, wenn wir gleich ins Demenz Café gehen und du perfekt rasiert bist, dann bist du sicherlich der Hahn im Korb. Frau B. fand dich schon beim letzten Mal so nett", ködert eine Tochter ihren Vater, um ihn rasieren zu können.

oder

„Mama, wenn wir vom Arzt wiederkommen, dann machen wir richtig sauber, wie du das immer gemacht hast!" verspricht der Sohn seiner dementen Mutter, die nicht zum Arzt will.

In diesen zwei Beispielen werden die Antriebe, Eitelkeit und Sauberkeit angesprochen, die für diese Personen seit Kindheitsbeinen an, einen hohen Stellenwert haben.

Es gibt aber auch herausforderndes Verhalten, das man durchaus kommentarlos akzeptieren kann, da es keinem schadet, z. B.:

- mit den Händen essen
- Nachthemd über den Pullover gezogen, wenn man zuhause bleibt
- Kramen in Schubladen
- ausräumen von Schränken
- Haare waschen, ausfallen lassen
- Naseputzen im Geschirrhandtuch
- essen aus der Schüssel

Wenn Sie versuchen, Ihren Angehörigen zu verstehen, werden Konflikte leichter zu lösen sein oder gar nicht mehr auftreten.

Außer aggressiven Verhaltensweisen gibt es in der Beziehung von Menschen noch weitere Auffälligkeiten, die zuhause zu einer Belastung werden können:

- Rastlosigkeit/Herumwandern
- Gestörter Schlaf-/Wachrhythmus
- Misstrauen und Feindseligkeit
- Niedergeschlagenheit/Depression
- Halluzinationen/Wahnvorstellungen

Gerade in der 24-Stunden Betreuung stellt der Bewegungsdrang eine Herausforderung dar.

Beispiel

Frau S., Ehefrau von Herrn S, 85 Jahre alt, ist aufgrund ihrer eigenen Gesundheitseinschränkungen nicht mehr in der Lage den Bewegungsdrang ihres Mannes zu befriedigen. Herr S. war Sportler und sein Leben lang sportlich aktiv. Morgens und nachmittags verlangt er nach einem ausgiebigen Spaziergang, um seinen Bewegungswunsch zu stillen. Geht Frau S. auf diese Wünsche nicht ein, läuft er in der 50qm Wohnung unruhig auf und ab und schimpft vor sich hin. Frau S. hat nun einen jungen Studenten engagiert, der mit dem Sportler läuft. Das gemeinsame Leben ist nun wesentlich entspannter.

Besonders belastend wirkt sich auf den häuslichen Frieden aus, wenn selbst die Nachtruhe nicht mehr gewährleistet ist.

Beispiel
Die Tochter von Frau H. berichtet:

„Wenn ich abends ins Bett gehe, warte ich schon förmlich darauf, dass ich Geräusche aus der Wohnung meiner Mutter höre. Ich schlafe schon seit Monaten unruhig, denn es passiert immer wieder, dass meine Mutter nachts aufsteht und das Haus verlassen will. Es fällt mir dann, aus dem Schlaf aufgeschreckt, sehr schwer, noch liebevoll auf sie einzugehen. Oft haben wir dann Streit, weil ich sie nicht gehen lasse. Morgens bin ich dann völlig erledigt und unkonzentriert, und meine Nerven liegen blank. Ich weiß nicht, wie lange ich das noch durchhalte."

Mein Tipp
Dies ist eine Phase und jetzt hilft nur, dass Sie Ihr Leben umorganisieren. Versuchen Sie sich dem Rhythmus der Mutter anzupassen, d. h. legen Sie eine Mittagspause ein.

Schlafen Sie unter Umständen an zwei Tagen in der Woche mit Ihrem demenzkranken Angehörigen in einem Zimmer (Menschen mit Demenz haben gerade in der Nacht Angst und können nicht allein sein). Das Atmen eines anderen Menschen gibt ihnen Sicherheit und Vertrauen. Lassen Sie im Zimmer ein Licht brennen oder geben Sie Ihrem Angehörigen eine Schelle in die Hand. Finden Sie heraus, wann der Betroffene sich sicher fühlt.

Wenn Sie allerdings nachts stündlich von Ihrem Angehörigen geweckt werden oder durch seine Unruhe wach gemacht werden, sollten Sie Gegenmaßnahmen ergreifen. Sie könnten sich entschließen, einen Teil der Nächte in einem anderen Raum zu schlafen, egal, wie lange Sie gemeinsam das Bett geteilt haben. Abendliche Aktivitäten wie z. B. bekannte Spiele (Mensch ärgere Dich nicht), Spaziergänge oder ein Wohlfühlbad können den Schlafrhythmus beeinflussen. Notfalls müssen Sie auf Medikamente zurückgreifen, diese können aber zu Nebenwirkungen führen, wie beispielsweise Sturzgefahr.

Bitte vergessen Sie nicht: Nächtliche Ruhestörungen führen zu ernsten körperlichen Beschwerden!

Das nächste Beispiel ist immer noch ein Tabu-Thema, und Scham ist oftmals auch ein sehr belastendes Gefühl, mit dem sich Angehörige auseinandersetzen müssen.

Beispiel
Frau J. berichtet unter Tränen:

„Meine Mutter ist 93 Jahre alt und seit 5 Jahren an einer Demenz erkrankt. Bisher konnte ich mit all den Schwierigkeiten gut umgehen. Neuerdings finde ich Sie aber morgens im Bett vor und sie hat mit ihrem Kot alles im Zimmer verschmiert. Ich ekele mich und bin dann kaum in der Lage, auf sie und ihre Wünsche zu reagieren. Am liebsten würde ich weglaufen, damit ich das alles nicht sehen muss. Wenn ich morgens aufstehe, habe ich Angst, dass es heute wieder passiert ist. Meine Kehle schnürt sich zu und ich bekomme kaum Luft. Dabei war sie zeitlebens so eine penible Frau."

Man kann das Ekelgefühl gut verstehen, das die Tochter empfindet. Wenn wir uns an den Lebenskreislauf erinnern, kommt diese Verhaltensweise aus der frühen Kindheit. War die Reinlichkeitserziehung sehr autoritär und rigide so kann es sein, dass in der Demenz diese Verhaltensweisen noch einmal ausgelebt werden müssen.

> **Mein Tipp**
> Es gibt Hilfsmittel, die Ihnen helfen die Schmiererei im Rahmen zu halten. Entwickeln Sie für sich selbst ein Ritual, was Ihnen hilft mit dem eigenen Ekel umzugehen. Sie können beim Saubermachen schöne Musik hören, oder sich anschließend belohnen, denken Sie daran, auch dies ist eine Phase, die vorübergehen wird.

Ich habe viele Situationen in meinem Berufsalltag erlebt, wo die Angehörigen gesundheitlich stärker angeschlagen waren als der demente Mensch. Aufgrund der aufopferungsvollen Betreuung ging es dem demenzkranken Menschen trotz der Erkrankung gut.

> **Mein Tipp**
> Wenn es durch diese Belastungen zu Schlafstörungen, Rückenschmerzen, Bluthochdruck usw. die Auswirkungen kommt, ist es höchste Zeit nach Alternativen zu suchen. Schalten Sie den Familienrat ein, überlegen Sie, wer Ihnen helfen kann, wenden Sie sich an Stellen, die sich mit demenzkranken Menschen auskennen. Werden Sie aktiv, denken Sie an Ihre Gesundheit und nehmen Sie sich ernst. Holen Sie sich Hilfe!
> Es gibt immer eine Alternative!!!

Sehr belastend wirkt sich auf das Familienleben aus, wenn demenzkranke Familienmitglieder mit Feindseligkeit und Misstrauen reagieren. Dies kann aus der Bindungsgeschichte (Kap. 4) rühren, oder aus negativen Erlebnissen im Lebenslauf, es kann der Verlust der Kontrolle über das eigene Leben sein oder in den Beziehungen in der Familie liegen. Ob diese negativen Impulse innerhalb der Betreuung verkraftet werden können, sollte gut überlegt sein. Manchmal ist es auch eine gute Möglichkeit über Tagespflege (kurzfristige, stundenweise, räumliche Trennung) oder andere Unterbringungsmöglichkeiten nachzudenken.

Beispiel
Aufgrund der Wärme oder der Kleidung, die nicht passgerecht ist oder auf der Haut kratzt, zieht sich Frau A. immer wieder aus. Sie öffnet dann auch jedermann die Tür, sie hat jedes Schamgefühl verloren. Ihre Tochter, die sie pflegt hat mit dieser Verhaltensweise der Mutter große Probleme. Sie schämt sich fremd! Frau A. hat jegliches Schamgefühl durch den Abbau der kognitiven Gehirnregionen verloren. Der Filter, der uns allgemein sagt: „Das darf man nicht, das gehört sich nicht," ist nicht mehr vorhanden. Frau A. reagiert, wie ein anderthalbjähriges Kind, wo diese verstandesmäßigen Verhaltensnormen noch nicht angelegt sind. Die Tochter von Frau A. muss nach den Ursachen suchen (kratzen, zu heiß, unbequem) und Kleidungsstücke besorgen, die die Mutter akzeptiert.

> **Mein Tipp**
> Man kann nur gut pflegen, wenn man sich selbst auch mag und an die eigenen Wünsche und Bedürfnisse denkt. Dazu gehört auch der Schutz der eigenen Person!

Lautes, aggressives Verhalten ist eine Möglichkeit, ungute Gefühle auszudrücken. Viele Angehörige leiden aber auch darunter, dass sich der zu Pflegende ganz in sich selbst zurückgezogen hat und er nicht mehr erreichbar ist. Das Bemühen, nur kleinste Reaktionen auszulösen, ist harte Arbeit. Schwierigkeiten gibt es auch hier beim Waschen, Anziehen und bei der Medikamentenverabreichung. Die Mutter, der Vater, der Ehemann ist in eine andere Welt gegangen, von der sich der Angehörige ausgeschlossen fühlt. Das kann zu Gefühlen wie Trauer, Hilflosigkeit und Einsamkeit führen. Angehörige erleben das oftmals als das „langsame Sterben" des vertrauten Menschen.

Mein Tipp

Rufen Sie sich ins Gedächtnis, welche guten Momente es gemeinsam gab. Versuchen Sie nun, durch vermehrten Körperkontakt wie sanftes Streicheln, Ausstreichen der Haut Ihrem Angehörigen die Krankheit zu erleichtern. Stimulieren können Sie z. B. durch leichte Fußmassagen, besonders ausgewählte Cremes zum Einreiben, Musik, die schon immer geliebt wurde, Kochen der Lieblingsspeise in seinem Beisein oder das Lesen von Gedichten. Diese kleinen Dinge geben Ihnen Zufriedenheit und schaffen eine Zweisamkeit ohne Worte. Erzählen Sie ihm aber auch weiterhin, was Sie bewegt, vielleicht geht ja doch plötzlich eine Gedächtnistür auf.

Beispiel

Eine ältere Dame im Altenheim hatte schon seit einem halben Jahr nicht mehr mit uns gesprochen. Ich stellte nun einer Praktikantin die auf dem Wohnbereich lebenden Menschen vor. Ich tat dies, indem ich sagte: „Das ist Frau O., sie war früher Lehrerin, und ihr war es immer besonders wichtig, dass die Kinder gut Rechtschreiben konnten." Als wir zu der älteren Dame kamen, erzählte ich der Praktikantin auch etwas aus ihrer Biografie. Plötzlich hob die Dame den Kopf und sagte: „Und außerdem war ich Kinderfrau in Frankreich bei Francois Mitterrand." Ich war völlig fassungslos und konnte nicht begreifen, aus welcher Gehirnschublade diese Information nun gekommen war. Danach sprach die ältere Dame lange Zeit wieder nicht.

Gedankenblitz

Was ich damit sagen möchte, ist, was wissen wir, was der Mensch mit Demenz versteht und was nicht.

10.3 Vorhersehen einer bedrohlichen Situation

Kann man eine gewalttätige Situation oder eine Krisensituation voraussehen? Sicherlich nicht immer, aber Sie kennen Ihren Angehörigen, achten Sie auf folgende Zeichen:

- Starke motorische Unruhe, Nervosität
- Eine in Falten gelegte Stirn
- Aufgerissene Augen, oder fehlender Augenkontakt
- Eine geballte Faust
- Abwenden vom Gegenüber
- Fluchen, Beleidigen, Schimpfen, Abwehrbewegungen

Ich erzähle Ihnen von einer bedrohlichen Situation, die mir geholfen hat, zu verstehen, was in einem älteren, an Demenz erkrankten Herrn vor sich ging, der sich seines Lebens beraubt fühlte.

Beispiel

Ich arbeitete zu dieser Zeit im sozialen Dienst eines Altenheims. Meine Aufgabe an diesem Tag war es, für eine Gedächtnistrainingsrunde Tische im Speisesaal zusammenzustellen. Ich war gerade dabei einen Tisch anzuheben, als dieser ältere Herr in seinem Rollstuhl sehr aufgeregt auf mich zugefahren kam. Er hatte einen Stock in der Hand, mit dem er mir drohte und schimpfte: „Was bilden Sie sich ein, sie dumme Pute. Das ist mein Tisch, alles habt ihr mir genommen, jetzt soll auch noch der Tisch daran glauben. Lassen Sie den sofort los!" Ich war völlig überrascht über diesen Gefühlsausbruch und wollte mich verteidigen. Ein Gedankenblitz und die aufgerissenen Augen des Bewohners hielten mich aber zurück. Ich stellte den Tisch zurück an seinen Platz und ging in mein Büro. Nach fünf Minuten wagte ich mich erneut vor und fragte den Bewohner: „Herr D., können Sie mir helfen? Gleich kommen die Frauen von oben und wollen hier Gedächtnistraining machen und ich brauche Ihren Tisch. Ich bringe ihn auch ganz gewiss zurück, ich verspreche es!" Herr D. überlegte einen Moment und sagte: „Na klar Mädchen kannste den Tisch haben, von mir kriegst du doch alles." Er klopfte mir dabei freundschaftlich auf den Rücken.

> **Mein Tipp**
>
> Üben Sie sich in Akzeptanz. Ihr Angehöriger hat seine eigene Wahrnehmung der Dinge, die ihn umgeben und diese kann anders als Ihre sein.
>
> Achten Sie auf Ihre eigenen Gefühle und treten kongruent auf. Wenn Sie sich verletzt fühlen versuchen Sie nicht dieses Gefühl herunterzuschlucken, sondern teilen Sie es aus der Ich-Position mit. Statt „Wie kannst Du nur so was Böses zu mir sagen!" sagen Sie besser
>
> „Ich fühle mich durch Deine Worte verletzt!" Nicht nur im Umgang mit Menschen mit Demenz hilft und diese innere Haltung weiter. Sie hat Auswirkungen auf unser ganzes Leben.

10.3.1 Die Macht der Sprache

Kommt es zu einer bedrohlichen Situation, bewahren Sie die Ruhe. Denken Sie daran, der demenzkranke Angehörige weiß nicht mehr weiter, er hat Angst, fühlt sich bedroht. Denken Sie an Ihre eigene Sicherheit. Bewahren Sie einen Sicherheitsabstand und verlassen Sie nach Möglichkeit das Zimmer. Treten Sie sicher auf, versuchen Sie beruhigend mit dem Erkrankten zu sprechen. Denken Sie an die Macht der Sprache: Seien Sie nicht abwertend und ermahnend!

Setzen Sie klare Botschaften wie:

- „Keinen Schritt weiter"
- „Lass das!"

Wehren Sie Schläge ab! Holen Sie Hilfe, wenn Sie die Situation nicht einschätzen können!

Wenn der Konflikt überstanden ist, überlegen Sie für die Zukunft:

- Wer oder was hat diesen Konflikt ausgelöst?
- Gab es Anzeichen vorher?
- Wer war anwesend, und wie ist das Verhältnis des Dementen zu diesen Personen?
- Wieso kam es zu diesem Verhalten?
- Was genau ging vor sich?

Gedankenblitz

Häufig habe ich es erlebt, dass es zu gewalttätigen Übergriffen kam, wenn mehr als eine Person auf einen Menschen mit Demenz eingeredet haben oder wenn es zu laut war.

Je genauer Sie sich die Situation anschauen, desto besser wissen Sie, wie herausforderndes Verhalten zukünftig zu vermeidbar ist.

Gedankenblitz

Wussten Sie übrigens, dass Sie in guter Gesellschaft sind? 73 % aller pflegebedürftigen Menschen (2,5 Millionen) werden zuhause gepflegt, und davon sind 80 % demenziell verändert.

Jeder von Ihnen möchte eine gute Pflege und Betreuung gewährleisten. Dies ist allerdings nicht möglich, wenn die Belastungen überhandnehmen. Wenn Ihr Umfeld, das heißt andere Familienmitglieder immer wieder gegen Sie arbeiten, kann dies nur negative Auswirkungen auf die Betreuungsarbeit haben. Wehren Sie solche negativen Einmischungen, die nicht konstruktiv sind, ab. Sie müssen für Ihre Aufgabe kraftvoll sein und Ratschläge, die abwertend und destruktiv sind, schwächen ihr Nervenkostüm. Ungelöste Familienkonflikte, Gewalt- oder Missbrauchserfahrungen machen die Pflege und Betreuung eines Menschen mit Demenz fast unmöglich. Da Ihr erkrankter Angehöriger nicht einordnen kann, was mit Ihnen los ist, reagiert er aus Unsicherheit mit herausforderndem Verhalten.

Beispiel
Herr P. der seinen Vater seit 6 Jahren pflegt, dieser ist an einer Depression erkrankt, berichtet: „Mein Vater hat mir im Leben nie etwas Positives mitgegeben. Oft hat er mich als Versager beschimpft und Ohrfeigen waren auch an der Tagesordnung. Er hat auch nicht angemessen für uns gesorgt, sondern sein Geld verspielt. Jetzt soll ich ihn in seiner Demenz betreuen, das kann ich nicht. Ich werde krank, allein bei dem Gedanken, was er mir angetan hat.

Ins Altenheim will ich ihn aber auch nicht geben, das habe ich meiner Mutter am Sterbebett versprochen. Ich bin ratlos!"
Herr P. betreute seinen Vater danach noch ein halbes Jahr, dann wurde er selber krank, und der Vater ging in ein Altenheim.
Eigene Erkrankungen, auch Suchtprobleme, Arbeitslosigkeit und finanzielle Probleme erschweren den Betreuungsalltag. Kleine Wohnungen, die unweigerlich zu einer Nähe führen, die Rücksicht verlangt, einen Rückzug unmöglich machen, führen zu einer Vielzahl von Konflikten, die mit dem Demenzkranken nicht ausgetragen werden können.
Immer wieder fragen mich Angehörige: „Wie bekomme ich die nötige Geduld, um der Pflegesituation gerecht zu werden?"
Wenn Sie bereit sind, auch für sich selber zu lernen, Prioritäten zu setzen, sich auf das Wesentliche zu beschränken und flexibel jeden Tag neu zu beginnen, erfahren Sie für sich eine Menge wertvoller Dinge. Dann könnte man fast meinen, dass die Demenz uns zu einem besseren Menschen erzieht.
Wenn die Nerven aber so belastet sind, dass es zu Handgreiflichkeiten kommen kann, dann überlegen Sie, ob es keine Alternative zur Betreuung Ihres demenzkranken Angehörigen gibt.
Manchmal ist es besser, dann einen Altenheimplatz zu suchen und aus der Distanz eine gute Betreuung sicherzustellen. Die Belastung ist dann geringer, wenn Sie es schaffen Ihren Angehörigen loszulassen.
Denn gute Pflege, bedarf ein gerütteltes Maß an Sicherheit in das eigene Tun, wie auch die Gabe sich selbst hinten anstellen zu können und viele Situationen mit Humor und Gelassenheit zu meistern.

Zum Schluss dieses Kapitels noch einige Worte an die Pflegenden: Wir sind alle Menschen und Konflikte gehören zum Leben. Wenn im Alltag nicht immer alles so klappt, wie Sie es sich vorstellen, verzweifeln Sie nicht. Die Krankheit ist eine Herausforderung, jeden Tag aufs Neue.

10.4   Hilfestellung in Zeiten von Pandemien

Wenn die Pflege und Betreuung für die Angehörigen von demenzkranken Menschen schon vorher eine Herausforderung waren, so konnte niemand ermessen, was das in Pandemiezeiten bedeutet.

Ganz besonders sei hier erwähnt, dass der Wunsch der erkrankten Menschen nach Autonomie und Selbstbestimmung in der Pandemie jetzt noch schwieriger umzusetzen ist. Kontakte sind zu vermeiden, Abstandsregeln zu befolgen, häufiges Händewaschen zu gewährleisten, Coronatest und Mundschutz, Impfen und Boostern sind weiterhin Maßnahmen zur Verlangsamung der pandemischen Lage und zum Schutz für die Hochaltrigen. Außerdem wechseln die Regeln ständig und sind von Bundesland zu Bundesland unterschiedlich.

Menschen mit Demenz sind nicht in der Lage, alle diese ungewohnten und neuen Maßnahmen zu verstehen. Sie fühlen sich mehr denn je reglementiert und können die erklärenden Argumente nicht nachvollziehen.

Beispiel
Ein älterer Herr beschwert sich lautstark beim Einkaufen im Supermarkt bei seiner Tochter, die ihn auffordert, einen Mund-Nasenschutz zu tragen: „Lass mich in Ruhe, ich brauche kein Schnuffeltuch. Ich bin doch kein Kind!"

Diese unwirsche Reaktion des älteren Herrn ist vielfach auch eine Reaktion auf das schlechte Verstehen durch den Mundschutz. Menschen mit Demenz haben das Problem, den Inhalt des Gesagten zu verstehen und manchmal auch Schwierigkeiten mit dem Hören, da Hörgeräte nicht oder ungern getragen werden. Kommt nun auch noch eine schlechtere Akustik durch den Mundschutz hinzu, wird der demenziell Erkrankte überfordert.

Beispiel
Eine alte Dame wehrt sich mit Händen und Füßen, wenn ihr Mann einen Nasenabstrich zur Testung machen möchte. Auch der Arztbesuch wird zu einem Problem, da die ältere Dame allein, ohne ihren Mann gehen möchte.

Mein Tipp

Die Pandemie schränkt die Autonomie der Menschen mit Demenz in einem besonderen Maße ein. Da die Angehörigen in ihrer Sorge den anvertrauten Menschen nicht allein gehen lassen wollen, kann es zu heftigen Auseinandersetzungen kommen. Frau W. hat keine Krankheitseinsicht und fühlt sich in ihrer Freiheit eingeschränkt. Unter Umständen will sie auch mit dem Arzt allein reden und nicht das Gefühl haben, der Angehörige spricht für sie. Hier ist es sinnvoll, den Arztbesuch bei einem Spaziergang zu erledigen und darauf zu achten, dass der Erkrankte selbst zu Wort kommt. Unstimmigkeiten können vorher oder nachher mit dem Arzt telefonisch geklärt werden.

In diesem Zusammenhang sei auch noch erwähnt, dass Menschen mit Demenz die Argumente für eine Impfung oder das Boostern in einem fortschreitenden Krankheitsverlauf nicht mehr verstehen können.

Mein Tipp

Stichwort Impfen: Bemühen Sie die Vergangenheit. Erwähnen Sie die Pocken oder Kinderlähmung, wo jeder schon einmal geimpft worden ist. Sie weisen darauf hin, dass es nicht weh tut und hilft, nicht schwer zu erkranken. Wichtig ist, bei Verweigerung keinen Zwang anzuwenden, da man sonst Gefahr läuft Vertrauen zu verspielen.

Beispiel

Ein alter Herr freut sich, wenn die Mitarbeiterin aus dem Demenzkaffee ihn zu Hause besucht. Da er nicht mehr spricht, streichelt er ihren Arm, wenn er die Tür aufmacht.

Es ist die unglaublich schwere Aufgabe der Angehörigen, die demenzkranke Menschen pflegen und betreuen, durch die Kontaktbeschränkungen Ruhe und Sicherheit zu vermitteln.

Es soll „Normalität" gelebt werden, wo es keine Normalität mehr gibt. Homeschooling der Kinder, Homeoffice beim Ehepartner und beengte Wohnverhältnisse machen das Leben zu einer Zumutung.

10.4.1 Foto an der Haustür

Mein Tipp

Teilen Sie Ihre Aufgaben, wenn möglich. Nur ein Angehöriger bleibt in der Wohnung, der andere sucht eine Alternativlösung zum Arbeiten. Beispielsweise durch die Umgestaltung eines Kellerraumes oder einer unbenutzten Mansarde; vielleicht auch in der Stadtbücherei oder einem Coworking Space. Nach einer gewissen Zeit tauschen Sie die Räume. Regeln Sie Verantwortlichkeiten neu: Wer kümmert sich um den Demenzkranken? Wer erledigt welche Hausarbeit? Kinder „betreuen" ihre Großeltern unter Umständen lieber als die Spülmaschine auszuräumen. Beziehen Sie demenzkranke Angehörige immer mit ihren noch vorhandenen Fähigkeiten mit ein.

Beschäftigung ist einer der wichtigsten Eckpfeiler in der Pandemie. Es ist nicht wichtig, was getan wird. Viele demenzkranke Menschen brauchen einfach eine Beschäftigung.

Mein Tipp

Bitten Sie Ihre Angehörigen Besteck zu polieren, den Flur zu fegen, auch wenn er schon sauber ist, oder das Geschirr zu spülen, obwohl Sie eine Spülmaschine haben. Auch können Knöpfe nach Farben sortiert werden, wenn der Demenzkranke Farben noch erkennen kann, Reißverschlüsse aus einer aussortierten Jacke getrennt, die Waschbecken geputzt oder Kartoffeln geschält werden.

Beispiel

Ein älterer Herr, der immer schon zwanghaft ordentlich war, liebte es, die Teppichfransen immer wieder zu kämmen, sodass sie alle in Reih und Glied lagen. Seine Frau erkannte dies und unterstützte ihn dabei. Vormittags saß er nun auf dem Teppich mit einem Kamm und kämmte fortwährend und leidenschaftlich die einzelnen Fransen. Seine Frau freute sich über die gewonnene Zeit.

Beispiel

Eine demenzkranke Frau ging in der Aufgabe auf, Kartoffeln zu schälen. Sie wohnte mit ihrer Tochter in einem kleinen Dorf. Die Tochter sprach mit den Dorfbewohnern und etliche ließen nun ihre Kartoffeln von „Änne" schälen.

Mein Tipp

Bewegung ist eine gute Möglichkeit, sich selbst zu entspannen und den erkrankten Angehörigen auch. Durch das Gehen werden Körper und Geist von negativen Gedanken gereinigt und neue Handlungsalternativen entfalten sich. Bäume umarmen, an Blumen riechen, Blätter fühlen – all das führt zu neuen Impulsen.

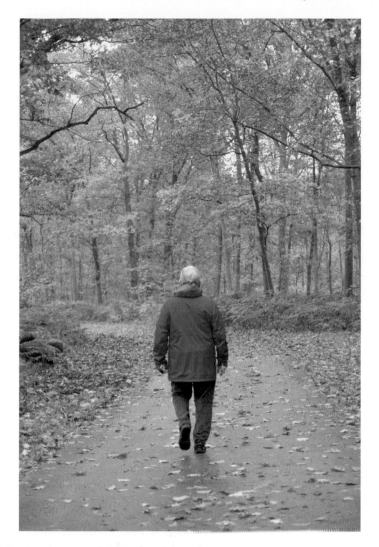

Abb. 10.2 Spaziergang als Unterbrechung des Tages

10.4.2   Foto Mann Wald

Auch ein Spaziergang (bei Regen) durch den eigenen Garten, gibt eine Unterbrechung des Tages, hilft bei Langeweile oder bei trüben Verstimmungen (Abb. 10.2).

Einkaufen in der Stadt mündet dagegen, aufgrund der Reizüberflutung, oft in negativen Reaktionen. Die verschiedenen Corona-Regeln wie 2G, 2G+ oder 3G inklusive der Anforderung, den Impfpass, die Corona-App und/oder den Personalausweis vorzuzeigen, machen einen Einkauf oder Cafébesuch schon beim Betreten des Ladenlokals oder Cafés/Restaurants nicht gerade entspannt.

Mein Tipp

Ich weiß, es ist nicht leicht, bei Ärger oder in trauriger Stimmung jetzt auch noch den Elan zu finden, rauszugehen und den ursprünglichen Ort zu verlassen. Ich verspreche Ihnen: Es hilft. Nur Mut, überwinden Sie sich!

Beispiel

Eine Tochter erzählt: „Meine Mutter war immer sehr ärgerlich, wenn ich mit ihr rausgehen wollte! Es war mühselig, sie in Hut und Mantel zu bekommen. Nach dem Rundgang sagte sie dann aber immer zum mir: Kind, das hat aber gutgetan!"

Das Unverständnis für die Verhaltensregeln der Menschen mit Demenz in der Pandemie ist belastend, da immer wieder die gleiche Frage gestellt wird: „Was soll das, ich habe mir gerade erst die Hände gewaschen!". Oder: „Ich setze dieses blöde Ding nicht auf, das kannst du nicht mit mir machen!"

Mein Tipp

Ärgern Sie sich nicht! Wiederholen Sie in einem ruhigen Ton immer wieder, dass dies eine „schwere Grippe" ist (rudimentär kennen Demenzkranke den Begriff „Grippe") und alle vorsichtig sein müssen. Betonen Sie weiterhin, dass alles gut werden wird, und signalisieren Sie das durch eine unaufgeregte Körpersprache.

Menschen mit Demenz fällt es unter Umständen schwer, auch nahe Angehörige mit Maske zu erkennen. Es kann durchaus vorkommen, dass dies als bedrohlich erlebt wird, da die Mimik nicht mehr zu erkennen ist. Besonders schwierig wird es, wenn gewohnte und lieb gewonnene „Unterstützer" erkranken, in Quarantäne sind und durch bisher unbekannte Kollegen ersetzt werden müssen. In der Pandemie ist die Fluktuation bei Pflegediensten, Physiotherapeuten und Ergotherapeuten enorm.

Dieser Wechsel von Mitarbeitern führt bei den Erkrankten zu großer Verunsicherung und zu abwehrendem Verhalten. Die Angehörigen sind nun erneut gefordert, den Angehörigen zu beruhigen und den neuen Mitarbeiter vertrauensvoll zu unterstützen (Abb. 10.3).

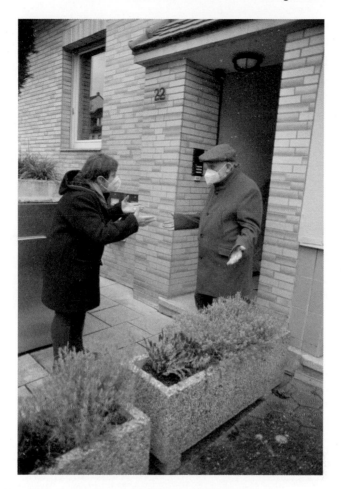

Abb. 10.3   Empfang eines neuen Mitarbeiters an der Tür

Mein Tipp

Erklären Sie dem „Neuen" schon an der Tür, mit welchem Thema er den Menschen mit Demenz abholen kann. Das kann der schöne Garten sein, die Verbundenheit zum Fußballverein oder die Erinnerungsstücke im Wohnzimmer. Erst dann kann die Behandlung beginnen.

Mein Tipp

Halten Sie Sicherheitsabstand und nehmen Sie die Maske ab, je nach Situation ganz oder kurzfristig. Für den Erkrankten kann eine Befreiung der Maskenpflicht durch den Hausarzt erwirkt werden. Bitten Sie auch nahestehende Freunde oder Nachbarn kurzfristig mit Sicherheitsabstand die Maske abzunehmen, um erkannt zu werden.

Die Pandemie hat deutlich sichtbar gemacht, wie viele einsame Menschen es gibt, die wenig oder gar keine Kontakte haben. Gerade die Hochbetagten, die sehr auf Körperkontakt angewiesen sind, weil die Sprache nur noch rudimentär ist oder immer mehr zerfällt, vermissen die körperliche Nähe. Zum Glück haben sich aber auch an vielen Stellen neue „Beziehungen" ergeben – indem Nachbarn Alleinstehende mitversorgen. Auch Vereine sind wertvolle Ansprechpartner geworden.

Beispiel

Eine Demenzfachkraft, die ein Demenz-Café leitet, und es leider zeitweilig schließen musste, erzählt: „Ich gehe jetzt zu den Menschen mit Demenz nach Hause, wenn die Angehörigen dies gestatten. Wenn ich dort bin, sehe ich das ganze Ausmaß der Probleme, die die Pandemie mit sich bringt. Oft dauert es sehr lange, bis ich sprachlich zu dem Demenzkranken vordringe, er mich versteht und manchmal erreiche ich ihn auch gar nicht. War Herr B. im Café noch ein lustiger, kommunikativer älterer Herr, so findet er heute kaum noch Worte, ist apathisch und fühlt sich von der Welt vergessen. Immer mehr gerät er in den Sog der eigenen Isolation. Auch die Angehörigen betteln geradezu um Hilfe. Sie haben keine Ansprechpartner mehr, weil auch die Selbsthilfegruppe der demenzkranken Angehörigen pausiert, und sie fühlen sich allein und im Stich gelassen vom Gemeinwesen. Sie erzählen mir, wie überlastet sie sind und dass Kleinigkeiten oft schon in einem Streit eskalieren."

Beispiel

Frau F., 76 Jahre alt und demenzkrank, versucht immer wieder, ihrer Tochter beim Frühstück zu helfen. Die Tochter verfolgt das Tun argwöhnisch. Als die Mutter den Käse in Alufolie einwickeln will, herrscht sie sie an: „Aber Mutter, doch nicht in Alu, Du vergiftest uns ja alle!" Frau F. erschrickt sich wegen des lauten Tons und fängt an zu weinen. Die Tochter ist ebenfalls bestürzt und weint nun auch.

Bei starker Überlastung der Angehörigen kann es auch dazu kommen, dass der Erkrankte Psychopharmaka bekommt, damit er sich ruhiger verhält und die Anforderungen an die Betreuungsperson geringer werden. Auch das führt dann oftmals zu einem apathischen, nicht mehr teilnehmenden Verhalten.

Mein Tipp

Seien Sie vorsichtig mit Psychopharmaka. Sie stellen nicht nur Verhalten ruhig, sondern den gesamten Körper. Konnte der Angehörige bisher noch allein essen, so ist dieses unter den Medikamenten oft nicht mehr möglich.

Verstopfungen, wie auch unsicheres Gehen, was zu Stürzen führt, können Nebenwirkungen der Medikamente sein. Der Tag-Nacht-Rhythmus ist oftmals auch beeinträchtigt, was wiederum zu großen Spannungen in der Familie führt.

Da Netzwerke, Demenz-Cafés, Tageseinrichtungen oder Beratungsstellen, die den Angehörigen bei den Pflege- und Betreuungsaufgaben helfen, in einer Pandemie nicht mehr vorhanden sind und auch Nachbarn und Freunde sich aufgrund der Ansteckungsgefahr zurückziehen, ist die ganze Familie oft isoliert. Heute weiß man, welche gravierenden Folgen dies für die Gesundheit der hochaltrigen Menschen, aber auch für die Angehörigen hat.

Wissenschaftlich exakt zu bestimmen, wie hoch das Risiko eines höheren Blutdrucks, eines Herzinfarktes oder einer Diabeteserkrankung ist, wird noch nicht möglich sein, aber Hausärzte schildern diese Auswirkungen der Pandemie. Ebenso wie Schlafstörungen und Depressionen bei Einsamkeit oder Isolation Krankheitsbilder hervorrufen.

Beispiel

Eine Fotografie, die eine ältere Frau mit in die Angehörigengruppe brachte, hat mich sehr erschüttert. Sie hatte lange ihre Mutter gepflegt und seit einem Jahr war diese verstorben. Sie kam in die Gruppe, um diese Zeit aufzuarbeiten. Das Bild zeigte Mutter und Tochter auf dem Sofa und beide blickten seelenlos und apathisch in die Kameralinse.

Isolation und Einsamkeit betrifft nicht nur die Menschen mit Demenz, sondern kann ebenso die Angehörigen befallen, wenn sie sich allein und ausschließlich um die Erkrankten kümmern.

Mein Tipp

Pflegen Sie auch in Pandemiezeiten immer wieder Kontakte im erlaubten Rahmen und beziehen Ihre demenzkranken Menschen mit ein. Machen Sie Spaziergänge unter Hygienebedingungen mit Freunden. Oder halten Sie Kontakte übers Telefon. Nutzen Sie digitale Angebote wie Skype, Zoom oder Jitsi. Umgeben Sie sich mit optimistischen Menschen. Verfolgen Sie nicht jede Nachrichtensendung und schauen möglichst wenig negative Corona-Sendungen.

Gönnen Sie sich etwas, z. B. ein besonders leckeres Stück Kuchen oder ein ausgefallenes Dinner. Schauen Sie einen romantischen Film oder verfolgen eine Serie mit Happy End. Buchen Sie eine Massage für sich. Kleine Auszeiten sind wichtig. Manchmal kosten Sie etwas mehr Zeit und Organisation, weil Sie vielleicht einen Ersatzbetreuer brauchen, aber die Freude, wenn alle zufrieden sind, überwiegt. Seien Sie nicht so streng mit sich, wenn etwas nicht gut gelaufen ist. Gefühlsmäßig spürt Ihr Angehöriger, was Sie für ihn leisten unter den schweren Bedingungen der Pandemie.

Ich wünsche Ihnen weiterhin viel Zuversicht, bleiben Sie gesund und ein Dankeschön für die gesellschaftliche Arbeit, die Sie gerade jetzt leisten.

10.5   Fazit

Herausforderndes Verhalten von Menschen mit Demenz tritt immer in der Beziehungsarbeit auf. Durch die gemeinsame Vergangenheit kennen Sie sich und Ihr Angehöriger gut. So kommt es zu Konflikten, die auch handgreiflich werden können. Bewahren Sie die Ruhe, Ihr Angehöriger reagiert aus Angst und Hilflosigkeit. Nur Sie, können die Situation entschärfen. Lassen Sie sich nicht provozieren. Versuchen Sie, wenn möglich auch humoristisch zu agieren.

Literatur

Fey U (2013) Clowns für Menschen mit Demenz – das Potenzial einer komischen Kunst. Mabuse-Verlag GmbH, Frankfurt am Main

Urselmann H-W(2013) Schreien und Rufen. Herausforderndes Verhalten bei Menschen mit Demenz. Verlag Hans Huber, Bern

11

Sorge für das eigene Leben tragen

In unserem Leben lernen wir, aus den schwierigen Zeiten neue Wege einzuschlagen, nicht im Alten zu verharren. In diesem Kapitel schauen Sie als Angehöriger in die Zukunft und gestalten jetzt die Familiensituation aktiv für sich selbst und Ihren erkrankten Angehörigen.

> Heute stört es mich nicht mehr, wenn mein Mann ständig auf dem Boden liegt und die Teppichfransen kämmt. (Frau U. berichtet über ihre neue Haltung zu den immer wiederkehrenden Handlungsmustern ihres Mannes.)

Nachdem Sie nun bis zum zehnten Schritt vorgedrungen sind, stellt sich die Frage: „Macht es denn Sinn und habe ich die Kraft, diesen Weg zu gehen, auch wenn ich mich immer wieder mit mir selbst auseinandersetzen muss?"

11.1 Wege aus der Opferrolle

Dies kann man nur bejahen, wenn Sie die Herausforderung der Pflege Ihres demenzkranken Angehörigen annehmen wollen, ohne sich selbst aufzugeben. Dabei können Ihnen folgende Hinweise als Orientierung dienen (Welter-Enderlin und Hildenbrandt 2012).

© Der/die Autor(en), exklusiv lizenziert an Springer-Verlag GmbH, DE, ein Teil von Springer Nature 2022
M. Pigorsch, *Diagnose Demenz: Ein Mutmachbuch für Angehörige*,
https://doi.org/10.1007/978-3-662-65291-6_11

Hinweise für eine gute Betreuung, bei der man sich selbst nicht aufgibt
1. Das Verlassen der Opferrolle(Abschn. 11.1)
2. Das Akzeptieren der Erkrankung und das Annehmen der Herausforderung der Pflege und Betreuung (Abschn. 11.2)
3. Rechtliche Notwendigkeiten und der Aufbau eines Netzwerkes zur Unterstützung der Versorgung des Erkrankten und für die eigene Gesundheit (Abschn. 11.3)
4. Das aktive Planen der Zukunft (Abschn. 11.4)
5. Das Empfinden, es mit Optimismus und Humor zu schaffen
6. Das Freuen, wenn schwierige Situationen gemeistert worden sind

Im Folgenden möchte ich die einzelnen Punkte weiter ausführen.

Ein Begriff, der einem in diesem Zusammenhang immer wieder begegnet, ist Resilienz. Der Begriff bezeichnet die Fähigkeit, den schwierigen Anforderungen des Lebens standzuhalten und gestärkt daraus hervorzugehen.

Mit dem Erkennen, dass mein Angehöriger an einer Demenz erkrankt ist, ist es von höchster Priorität, dieses Krankheitsbild in seiner Vielfältigkeit zu erfassen. In meiner Arbeitspraxis habe ich etliche Angehörige kennengelernt, die diesen Schritt gemacht haben. Sehr viel schwieriger nach dem Erkennen der Krankheit ist es dann jedoch, die entsprechenden Konsequenzen zu ziehen, Maßnahmen zu ergreifen und Lösungen zu finden, die auf die eigene Familiensituation ausgerichtet sind.

Die folgenden Aussagen habe ich in meinen Veranstaltungen für Angehörige von Menschen mit Demenz gesammelt. Vielleicht finden auch Sie sich hier und da wieder. Dann können Sie sich die jeweils darunter aufgeführte Frage stellen.

1. Ich möchte gerne pflegen, aber gleichzeitig weiterarbeiten.

   • **Fragen Sie sich:** Was ist mir wichtiger?

2. Ich brauche Unterstützung, möchte aber niemanden in meine Wohnung lassen.

   • **Fragen Sie sich:** Wer erscheint mir vertrauenswürdig?

3. Ich würde gerne einen Tag in der Woche für mich haben, aber der Demenzkranke weigert sich, in die Tagespflege zu gehen, und ich kann mich nicht durchsetzen.

   • **Fragen Sie sich:** Was hilft mir dabei, meinen Wunsch durchzusetzen?

4. Ich würde gerne abends mal rausgehen, aber ich will meine Kinder nicht um Hilfe bei der Betreuung bitten.

- **Fragen Sie sich:** Um etwas zu bitten, heißt das schwach zu sein?

5. Ich möchte Unterstützung annehmen, bin aber nicht bereit, dafür etwas zu zahlen.

- **Fragen Sie sich:** Darf eine gute Pflege Geld kosten, und ist mir das mein Freiraum wert?

6. Ich möchte meinen Angehörigen nicht pflegen, tue es aber wegen der Familie, Nachbarn oder aus Pflichtbewusstsein.

- **Fragen Sie sich:** Reicht zu einer guten Pflege Pflichtbewusstsein aus, oder gehört der Wille und Wunsch dazu, dem Menschen mit Herz auf Augenhöhe zu begegnen?

7. Ich kann meinen Angehörigen nicht pflegen, da wir kein gutes Verhältnis haben, aber er fordert es sehr stark, und ich kann mich nicht wehren.

- **Fragen Sie sich:** Ist es nicht wichtig für mich, jetzt das „Nein-Sagen" zu lernen? Schadet eine konfliktreiche Beziehung nicht sowohl dem Pflegenden als auch dem zu Pflegenden?

8. Ich würde gerne meinen Angehörigen in ein Altenheim geben, weil ich am Ende meiner Kräfte bin, aber die Familie zwingt mich, weiter zu pflegen.

- **Fragen Sie sich:** Wessen Gesundheit steht hier auf dem Prüfstand? Tragen Sie nicht für sich selbst die Verantwortung, oder liegt die Entscheidung, wann Sie Hilfe benötigen, in den Händen ihrer Familie?

Diese Liste kann endlos weitergeführt werden und zeigt deutlich in welchem Zwiespalt sich oftmals Pflegende befinden. Tag für Tag quälen sie sich mit diesen Grübeleien und verlieren dabei sich selbst und ihren Angehörigen aus dem Blickfeld. Lassen Sie nicht zu, dass Sie in eine Opferrolle geraten.

Übernehmen Sie die Verantwortung für Ihr Leben. Treffen Sie die Entscheidungen, was Sie selbst in der Betreuung und Pflege leisten wollen und können. Lassen Sie sich nicht von Familienangehörigen dazu überreden, die alleinige Verantwortung zu übernehmen. Erkennen Sie, dass Ihr kranker Angehöriger sein früheres Leben selbst gestaltet hat und Sie nicht für seine jetzige Situation verantwortlich sind. Lassen Sie nicht zu, dass alte Geschichten immer wieder zu Verletzungen führen, die sie belasten. Achten Sie auf Ihre Körpersignale und nehmen Sie diese ernst.

11.2   Das Akzeptieren der Erkrankung und das Annehmen der Herausforderung der Pflege und Betreuung

Wenn Sie die Betreuung und Pflege des erkrankten Familienmitgliedes annehmen, ist es hilfreich zu entscheiden, wie viel Zeit Sie investieren können, ohne sich selbst oder Ihre Familie zu vernachlässigen. Am Anfang der Demenz ist es sicherlich möglich Pflege und eine Arbeitstätigkeit miteinander zu verbinden. Aber da die Krankheit fortschreitet sollten sie sich jetzt schon Gedanken darübermachen, wie die Zukunft aussehen könnte. Überlegen Sie, welche Möglichkeiten der Hilfe für Sie in Betracht kommen.

Überlegen Sie nun diesem Zusammenhang mit den Familienmitgliedern auch, was jetzt oder in Zukunft eine Möglichkeit sein könnte:

- Brauchen Sie lediglich Unterstützung bei der Haushaltsführung?
- Ist eine Tagespflege für Sie eine Option?
- Oder ist der freie Nachmittag ausreichend?
- Könnten Sie sich vorstellen, eine oder mehrere Hilfskräfte zu beschäftigen, die im Hause wohnen, um so eine Rund-um-die-Uhr-Betreuung Ihres Angehörigen zu ermöglichen?

Es hilft niemandem, wenn Ihre Pflege umfassend ist, aber die eigene Familiensituation (als Tochter oder Sohn) anschließend ein Scherbenhaufen ist. Sie werden sehen, dass viele Gespräche mit guten Freunden, hilfsbereiten Angehörigen oder in einer Demenzberatungsstelle hier hilfreich sind. Ebenso sollten Sie als Ehepartner Ihre eigene Gesundheit und Belastung nicht aus den Augen verlieren.

Die Demenzerkrankung hat zur Folge, dass immer mehr Gehirnareale absterben und der Erkrankte immer weniger Alltagstätigkeiten selbstständig ausführen kann. Das verlangt von Ihnen eine gute Beobachtungsgabe: „was heute noch klappt, kann morgen oft nicht mehr erledigt werden." Sie brauchen eine hohe Flexibilität in den Alltagsabläufen. Gerade dieses immer wieder Umstellen auf Tagesverfassungen und neue Schwierigkeiten macht das Leben nicht vorausschaubar und daher belastend. Dies ist eine hohe psychische Anforderung. Zudem kommt oftmals auch noch eine körperliche Anstrengung (Heben, Bücken etc.) dazu, die ein zusätzlicher Risikofaktor für Ihre Gesundheit ist. Denken Sie daran, dass dies bei allen existenziellen Erkrankungen (Krebs, Depressionen, Multiples Sklerose) der Fall ist.

11.3 Rechtliche Notwendigkeiten und der Aufbau eines Netzwerkes

Um Hilfsmaßnahmen einleiten zu können, müssen Sie einige rechtliche Schritte beachten:

- Haben Sie eine Kontovollmacht über all Ihre Konten bei den Finanzinstituten?
- Ist das Bankinstitut auch über die Vollmacht informiert? Diese erkennen oft nur ihre eigenen Formulare an!
- Sind Sie zeichnungsberechtigt für alle internen oder externen Angelegenheiten, die mit Ihrer Lebenssituation zu tun haben. (Generalvollmacht)
- Ist Ihr erkranktes Familienmitglied noch in der Lage(geistig) die Generalvollmacht zu erteilen?
- Ist diese Vollmacht juristisch oder durch ein Attest abgesichert?
- Bei Haus-und Grundbesitz ist eine juristische Vollmacht notwendig!
- Ist in der Generalvollmacht auch der Bereich Gesundheitsfürsorge und Aufenthaltsbestimmungsrecht geregelt?
- Gibt es außer Ihnen, der die Vollmacht besitzt noch eine andere Person, die entscheidet, wenn Sie nicht erreichbar sind.
- Wird in der Vollmacht erwähnt, dass diese auch bei Geschäftsunfähigkeit und über den Tod hinaus gilt?
- Ist die Haftungsfrage geklärt usw.

Da Lebenssituationen immer individuell sind, ist es wichtig auch eigene, persönliche Fragen mit Betreuungsstellen oder einem Notar zu erörtern um abgesichert für sich selber und den Menschen mit Demenz zu sein.

Mein Tipp

Oftmals empfinden Menschen mit Demenz diese Vorsorgeschritte als Entmündigung der eigenen Person. Hier hilft es dann, wenn man eine unparteiische Person (z. B. Notar, Pfarrer, vertrauter Hausarzt) bittet Überzeugungsarbeit zu leisten.

Mein Tipp

Stellen Sie zur Verteilung der Belastungen einen Ressourcen und Hilfeplan zusammen mit der Familie auf. Nicht jeder bringt die Geduld einer guten Pflege auf, kann aber unter Umständen einkaufen gehen, Behördengänge abnehmen oder beim Putzen helfen. Kommunizieren Sie offen und klar miteinander, so, dass jeder sich mit seinen Fähigkeiten einbringen kann. Geben Sie klar zu verstehen, dass Sie Hilfe brauchen und dass dieses eine „Familiensache" ist.

Seinen Sie energisch bei destruktivem Verhalten, unterbrechen Sie lieber den Kontakt. Sie brauchen alle Kraft für die Pflege.

Wichtig ist es, früh genug nach über Möglichkeiten nachzudenken, die Ihnen in schwierigen Phasen mit Ihrem Angehörigen helfen. Überlegen Sie auch, welche Freundin, welcher Nachbar zeitweise den Menschen mit Demenz betreuen kann, wenn Sie kurzfristig ausfallen. Sprechen Sie, die Menschen an. Wenn Sie Beratung bei einer Wohnfeldumgestaltung oder dem Beantragen von Pflegeleistungen brauchen und nicht wissen, wie Sie sich rechtlich absichern können, helfen Sozialverbände oder städtische Beratungsstellen. (siehe Anhang)

Mein Tipp

Sie und Ihre Familie sind durch die Erkrankung in einer außergewöhnlichen Situation. Sie werden nun in Ihrem Freundeskreis feststellen, wer Ihnen hilfreich zur Seite steht, welche Kontakte sie haben und welche durch die Erkrankung „einschlafen". Sie werden aber auch feststellen, dass die Qualität der Gespräche wertvoller wird, wenn Sie sich öffnen. Seien Sie gespannt, auf neue Erfahrungen.

Beispiel

Die Tochter von Frau M. pflegt ihre Mutter schon über zwei Jahre. Der Pflegeaufwand ist sehr hoch, da Frau M. wahnhafte Vorstellungen hat. Sie glaubt von ihrer Tochter bestohlen zu werden. Sie redet mit einer imaginären Freundin im Spiegel und beklagt sich über ihre Tochter. Die Tochter versucht diese Anfeindungen im Alltag zu ignorieren und ruhig zu bleiben. Frau M. geht dienstags und donnerstags in die Tagespflege. Obwohl dies immer mit viel Aufwand verbunden ist: die Mutter will dort nicht hin, steigt nicht ins Auto ein, schimpft und beklagt sich heftig. Die Tochter hält dennoch diesen Rhythmus ein. Sie sagt: „Wenn ich die zwei Tage nicht für mich hätte, könnte ich diese Aufgabe nicht meistern. In dieser freien Zeit treffe ich mich mit Freundinnen, gehe in die Sauna oder spazieren. So halte ich die Pflege meiner Mutter durch!"

Scheuen Sie sich auch nicht Ihre Kinder mit in das Krankheitserleben des Vaters oder der Mutter miteinzubeziehen. Je früher Sie dies tun und je offener Sie mit den Kindern sprechen, desto eher erfahren Sie Unterstützung. Fragen Sie ganz konkret, welche Aufgabe, wer übernehmen kann. Ist Ihre Tochter durch die Erziehung der eigenen Kinder sehr eingespannt, ist es vielleicht besser, sie mit organisatorischen Aufgaben zu beauftragen als mit der Betreuung eines dementen Angehörigen. Lassen Sie Ihren Kindern die Möglichkeit der Entscheidung, über die Art der Hilfeleistung, und bitten Sie um Unterstützung.

Verfügen Sie über keine nachbarschaftlichen Hilfsangebote, können Ihre Kinder Sie nicht unterstützen, so müssen Sie Geld in die Hand nehmen für Hilfsleistungen. Wenden Sie sich an die örtlichen Seniorenberatungsstellen, die Pflegekassen oder die Beratungsangebote von caritativen Trägern, um Hilfe einkaufen zu können. Sie müssen an sich und Ihre Gesundheit denken, deshalb überfordern Sie sich bitte selbst nicht!!! Ihr Geld ist in Ihrem Sinne gut angelegt.

Pflichtbewusstsein reicht für die Pflege eines Menschen mit Demenz nicht aus. Beziehungen von Kindern zu Eltern oder unter Ehepartnern, die vor der Erkrankung problematisch waren, werden durch die Pflege aus Pflichtbewusstsein nicht besser. Demenzkranke Menschen haben einen siebten Sinn für emotionale Schieflagen. Gefühle und Emotionen werden viel sensibler empfangen, weil sie die Ressourcen sind, auf die sich Menschen mit Demenz stützen können.

Gedankenblitz

Wie soll man Gefühle aufbringen für einen Menschen, der einem nie welche gegeben hat und man so gar nicht weiß, wie das geht?

Beispiel

Herr P. besucht seinen dementen Vater im Krankenhaus, obwohl er zeitlich sehr angespannt ist. Er schaut während des Besuches immer wieder auf die Uhr. Sein Vater kommentiert das Verhalten nach kurzer Zeit wie folgt:

„Du musst mich nicht besuchen, wenn Du keine Zeit hast oder nicht willst. Ich komm alleine klar. Kannst jetzt auch gehen!" Herr P. ist geschockt, er hat nicht geglaubt, dass sein Vater noch in der Lage ist, die Situation so präzise einzuschätzen.

Beispiel
Frau F. wurde in dem gemeinsamen Eheleben oftmals durch ihren Mann sehr enttäuscht. Nun ist er an einer Demenz erkrankt und sie bestimmt über sein Leben.

Sie verfügt, dass er seinen heiß geliebten Kaffee, den er aus Gesundheitsgründen nicht mehr trinken soll, nicht mehr bekommt. Sie kocht im stattdessen Früchtetees. Eine Nachbarin betreut Herrn F. wenn seine Frau verhindert ist. Eines Tages schüttet sie ihm, aus Mitleid, Kaffee statt Tee ein.

Herr F. schaut sie an und sagt: „Weißt du, was du da tust?" Sie antwortet: „Ja, ich weiß, was ich mache!" Herr F. Minuten später: „Ich verrate dich nicht!" Die Nachbarin: „Ich dich auch nicht!"

An diesem Beispiel wird deutlich, dass Herr F. intuitiv alles sehr genau erfasst, hier die Bestrafung durch seine Frau. Mit der Nachbarin kommt es zu einer gemeinsamen Verschwörung.

11.4 Das aktive Planen der Zukunft

11.4.1 Vollmachten und Patientenverfügung – Sorgen Sie vor

Nach Diagnosestellung oder bei Beginn der Erkrankung ist es nun wichtig für Sie und Ihren Angehörigen, dass Sie über eine Generalvollmacht, Patientenverfügung oder Vorsorgevollmacht verfügen. Diese Maßnahmen helfen Ihnen, wenn Ihr Angehöriger nicht mehr in der Lage ist seine Alltagsgeschäfte zu erledigen und seine Interessen wahrzunehmen. Denn es ist ein Irrtum zu glauben, dass Angehörige automatisch die Rechte eines Familienmitgliedes vertreten können. Sorgen Sie vor, besonders dann, wenn Sie als Freund oder Lebensgefährte sich verantwortlich fühlen.

Die Betreuung eines demenzkranken Menschen ist nicht leicht. Durch seine mangelnde Krankheitseinsicht, (ein Symptom der Erkrankung), lehnt er oftmals wichtige medizinische Maßnahmen ab. Es kann also dazu kommen, dass Sie gegen seinen Willen handeln müssen,

(Gesundheitsgefahr) oder aber eigene Vorstellungen überdacht und verworfen werden müssen. Sie bewegen sich oftmals in einem Gewissenskonflikt. Ich habe auch Angehörige erlebt, die dies nicht verkraften konnten und einen gesetzlichen Betreuer eingeschaltet haben.

Mein Tipp

Lesen Sie dazu mehr: Vorsorgevollmacht und Betreuungsverfügung – Wegweiser Demenz im Internet. Viele Anregungen gibt es auch über das Bundesjustizministerium, das kostenlose Vordrucke zur Betreuungsvollmacht oder Patientenverfügung anbietet.

11.5 Erholungspausen und Urlaub – Denken Sie auch an sich

Überlegen Sie auch, ob Sie nicht von Zeit zu Zeit einen Urlaub oder eine Auszeit von mehreren Tagen brauchen, hier bietet sich die Kurzzeitpflege an. Die Pflegeversicherung und die verschiedenen Einrichtungen unterstützen Sie bei diesem Gedanken. Wie viel Tage die Auszeit (die auch finanziell bezuschusst wird) beträgt, können Sie in den Häusern oder bei der Pflegeversicherung erfragen. Denn auch die Krankenkassen wissen, Auszeit hilft, Überlastung vorzubeugen und spart somit Kosten. Die Pflege und Betreuung eines demenzkranken Menschen ist eine psychisch belastende Aufgabe.

Die Kurzzeitpflege (ein gesetzlicher Anspruch besteht) gibt Ihnen dann noch einmal die Möglichkeit, eine Einrichtung auf Herz und Nieren zu prüfen. Sie und Ihr Angehöriger werden nun herausfinden, ob die Einrichtung das bietet, was Sie versprochen hat. Diese Erfahrung wird Ihnen für die Zukunft helfen.

Weiterhin gibt es inzwischen auch Möglichkeiten einen Urlaub gemeinsam, mit Unterstützung zu verbringen. Es werden Reisen angeboten, wo der pflegende Angehörige Freiräume bekommt, in denen der Demenzkranke von geschulten Kräften versorgt und betreut wird. In diesen Gruppen finden sich Menschen zusammen, die über ihre Alltagsprobleme sprechen können, Ausgleich durch Wandern, Wellness oder sonstige Aktivitäten finden und somit den Urlaub als Auftanken für den Alltag erleben. Es entsteht ein Wir Gefühl, der Angehörige erfährt, er ist nicht allein mit seinen vielfältigen Aufgaben.

11.6 Versorgungsmöglichkeiten – denken Sie vorausschauend

Zur Planung der Zukunft gehört auch, sich über alle Möglichkeiten der Unterbringung zu informieren. Wo sind die ambulanten Pflegestationen, die weiterhelfen können und was wird in einer Tagespflege geleistet? Gibt es

Altenheime, Wohngemeinschaften in Ihrer Nähe. Schauen Sie sich mit Ihrem Angehörigen verschiedene Einrichtungen an und sprechen Sie mit Mitarbeiter/innen und Bewohner/innen. Wenn Ihnen eine Einrichtung gefällt, lassen Sie sich auf die Warteliste setzen, damit Sie in einem Notfall gut vorbereitet sind. Das Aufnehmen in die Warteliste ist unverbindlich und verpflichtet Sie zu nichts. Sich in verschiedenen Listen einzutragen, ist ebenso eine gute Vorsorge.

Mein Tipp

Natürlich möchte ein Mensch mit Demenz lieber zuhause sein, als in einer Altenheimeinrichtung zu wohnen. Er wehrt sich dagegen, sein sicheres Umfeld zu verlassen, selbst für eine Urlaubsreise. Lassen Sie sich von diesem Aspekt nicht leiten. Beobachten Sie genau, ob sich der Vater, die Mutter, der Ehemann sich in der neuen Umgebung einrichten kann. In der Regel brauchen Menschen mit Demenz eine Woche Eingewöhnungszeit. Vielleicht haben Sie ja auch die Möglichkeit vor Ihrem Urlaub diese Testphase zu begleiten. Nehmen Sie es gelassen, wenn weiterhin der Wunsch „Ich will nach Hause", kommt, sie kennen diesen Satz vielleicht auch aus ihrem eigenen Zuhause. Oftmals ist er ein Zeichen von Überforderung und mangelnder Orientierung.

Überlegen Sie, es kann der Tag kommen, wo Sie keine andere Wahl mehr haben als Ihren Angehörigen unterzubringen. Dann sollten Sie wissen, welches „Heim" am ehesten in Frage kommt.

Es wird nichts so heiß gegessen, wie es gekocht wird, heißt es im Volksmund. Diese Lebensweisheit geht uns manchmal im Alltag verloren, wenn wir die Wichtigkeit von Ereignissen überbewerten. Viele Angehörige machen sich viele Sorgen, wie es sein wird, wenn das Familienmitglied nicht mehr zuhause betreut werden kann. Sie malen sich schon Wochen vorher aus, was der Erkrankte sagen und tun wird, wenn er dann im Altenheim ist. Aus meiner Erfahrung weiß ich, dass dies nicht vorhersehbar ist.

Beispiel

Frau K. 87-jährig an Demenz erkrankt, lebte bis zum Heimeinzug im eigenen Haus. Ambulante Pflege ließ sie nicht zu, sie verriegelte die Tür. Da sie aber zunehmend verwahrloste entschloss sich die Familie zu einer Heimeinweisung. Die Tochter hatte das Aufenthaltsbestimmungsrecht. Es wurde nun überlegt, wie dies konfliktarm gestaltet werden sollte. Frau K. hing sehr an ihrem 23-jährigen Neffen. Dieser wurde beauftragt, die Oma zu einem Spaziergang abzuholen. In diesem Zeitraum wurden die notwendigen Dinge der

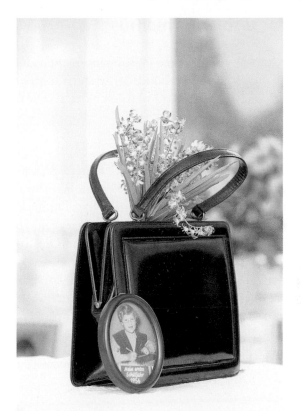

Abb. 11.1   Mit Erinnerungen arbeiten

Oma (kleine Möbelstücke, Bilder, Kissen, Kleider und Erinnerungsstücke) zusammengepackt und ins Heim gebracht (Abb. 11.1). Der Neffe informierte die Oma über ihren neuen Aufenthaltsort und brachte sie auch dann ins Heim. Frau K. wollte natürlich nicht an diesem fremden Ort bleiben und rebellierte heftig. Aber nach drei Tagen hatte sich ihre Aufregung gelegt und sie verließ nun das Altenheim nicht mehr. Sie hatte ihr Zuhause vergessen! Für die Angehörigen entspannte sich die Situation. Sie konnten nun im Altenheim mit Frau K. Spazierengehen, Kaffeetrinken und gemeinsame Zeit genießen.

Es ist nicht einfach, sich einzustehen, dass es zuhause nicht mehr geht, weil die Erkrankung zu weit fortgeschritten ist und man selbst und die eigene Familie leidet.

11.7   Humor und Optimismus

Humor und Optimismus helfen uns, in Stressmomenten zu entspannen. Die Lachenden sind auf gleicher Augenhöhe, der Mensch mit Demenz erlebt sich in diesem Moment als ebenbürtig und wertgeschätzt. Die Situation deeskaliert (Fey 2013, S. 106 ff.).

Beispiel
Die Tochter, Frau D., 85-jährig und an einer Demenz erkrankt, geht mit ihrer Mutter im Park spazieren. Eine sehr dicke Frau kommt ihnen entgegen. Die demente Frau sagt laut und gut hörbar: „Erika hast Du die dicke Madam gesehen. Die sollte auch mal weniger essen!" Die Betroffene dreht sich um und schimpft laut über diese Frechheit vor sich hin. Die Tochter von Frau D. schämt sich aufgrund der Aussage der Mutter, zumal die Mutter selbst Kleidergröße 58 trägt. Sie antwortet ihrer Mutter: „Mutter, wie kannst du so etwas sagen, schau Dich doch mal selbst an!" Die Mutter daraufhin: „Ich trage seit meiner Jugend Größe 38 und habe immer kontrolliert gegessen.!" Die Tochter schaut die Mutter an und sieht deren spitzbübischen Blick und beide fangen an herzhaft zu lachen.

Beispiel
Ein älterer Mann, an einer Demenz erkrankt, spielt mit seinem Neffen „Mensch ärgere Dich nicht." Der Großonkel schummelt ausschweifend, ohne schlechtes Gewissen. Der Neffe weiß nicht, ob er das Verhalten bei seinem kranken Onkel tadeln soll, also schummelt er auch. Das Spiel macht beiden viel Freude, aber die hinzukommende Tante kann die Art und Weise des Spielens nicht verstehen und kommentiert böse die Handlungsweise.

Was ist richtig und falsch, was ist wichtig oder unwichtig, Karlsson vom Dach in Astrid Lindgrens Kinderbuch sagt: „Das stört keinen großen Geist". Mit diesem geflügelten Wort soll deutlich werden, dass viele kleine Alltagsdinge, die nur suboptimal (nicht ganz perfekt) laufen, nicht der Rede wert sind.

Machen Sie sich Ihren Humor zunutze, kommentieren Sie spaßvoll. Die Spielsituation von Onkel und Neffen könnte auch so bemerkt werden: „Na, wer von euch beiden schummelt denn am besten?" In diesem Fall hätten Sie die Lacher auf Ihrer Seite.

11.8 Die Würde erhalten bis zuletzt

Wenn einem an Demenz erkrankten Menschen bei dem Versuch, selbstständig zu trinken, die Kaffeetasse aus der Hand fällt, ist es würdevoller für ihn, wenn Sie dies ohne Worte hinnehmen und stattdessen lediglich den Kaffee aufwischen.

Wenn der Schlafanzug über das Hemd gezogen wird ist und der Vormittag zuhause verbracht wird, ist es nicht notwendig, die Kleidung zu richten.

Isst der demenziell Erkrankte mit den Fingern, weil er die Gabel nicht mehr beherrscht, aber das Essen lustvoll erlebt, so muss dies nicht kommentiert werden. Genießen Sie stattdessen die Freude des Essenden.

Beispiel

Ein Geschwisterpaar regte sich immer wieder im Altenheim darüber auf, wenn die demenziell erkrankte Mutter Flecken auf der Bluse hatte. Die Mutter hatte zuvor lustvoll beim Frühstück ihr Marmeladenbrot gegessen. Auf Nachfrage, warum dies für die Kinder denn so ein Problem sei, sagte die älteste Tochter: „Wenn Sie früher bei uns gelebt hätten, dann wüssten Sie, dass unsere Mutter uns mit Sagrotan abgewaschen hat, wenn wir vom Spielen hereinkamen."

Nachdem die Geschwister den Zusammenhang erkannt hatten zwischen ihrem unbedingten Wunsch nach Sauberkeit, aber auch dem lustvollen Erleben der Mutter beim Essen, kommentierten Sie nun: „Sauberkeit ist eine Zier, doch weiter kommt man ohne Ihr!" Der Bann war gebrochen.

Beispiel

Herr S. an einer Demenz erkrankt, brachte in einer Gruppe immer wieder den Satz vor: „Ich will nach Hause!" Die Gruppenmitglieder waren schon genervt durch diesen sich immer wiederholenden Satz bis die Leiterin der Runde den Stimmungswalzer von Reckmann und Schwarz anstimmt: Nach Hause, nach Hause, nach Hause gehen wir nicht, nicht eh der Tag anbricht …

Herr S. sang fröhlich mit, und die Stimmung war gerettet.

Ein weiteres Beispiel zeigt die kindliche Freude, die man oft bei Menschen mit Demenz findet.

Beispiel
Zur Weihnachtsfeier, in der Hänsel und Gretel aufgeführt wurde, entstand im
Altenheim eine große Kulisse mit dem Hexenhaus. Eines Morgens stellten wir
fest, dass der ganze Lebkuchen von einem Tag auf den anderen abgebrochen
und weg war. Wir klebten neuen Lebkuchen an die Hauswand und legten uns
auf die Lauer. Am Abend tauchte dann eine ältere Dame im Nachthemd auf,
die singend „Knusper, Knusper, Knäuschen, wer knabbert an meinem Häus-
chen" immerfort wiederholte und sich genüsslich über den Lebkuchen her-
machte. Es war eine solche Freude, diese Frau zu beobachten.

Humor hilft uns weiter, er ist ebenso wichtig in der Demenzbetreuung, wie
Bewegung und Musik. Er hilft aber nicht nur Ihrem erkrankten Familienmitglied, sondern auch Ihnen selbst. Oftmals erlebt man beim Lachen auch
eine Langzeitwirkung. Der Gesichtsausdruck der Lachenden ist verändert, ein
Schmunzeln bleibt lange erhalten, z. B. die Freude, wenn schwierige Situationen gemeistert worden sind.

Wer ungünstige Bedingungen erfolgreich angeht, sich durchkämpft und
aus den Widrigkeiten lernt, kann die gemachten Erfahrungen in sein Leben
integrieren. Die wichtigsten Erkenntnisse des Lebens zieht man aus gemachten Fehlern. Deshalb: Haben Sie keine Angst, Fehler zu machen!

Suche nicht nach Fehlern sondern nach Lösungen! (Henry Ford)

Wichtige Beziehungen tragen entscheidend zu einer Verbesserung der Lebenssituation bei. Sie können dem Demenzkranken Sicherheit geben, die dazu
führt, dass die Krankheit nicht so schnell fortschreitet.

Entscheidend ist die Reaktion der Familie als Ganzes, sie kann zusammenbrechen oder aber gestärkt, liebevoller und kompetenter in der Zukunft sein.

Allerdings beschreibt Froma Walsh auch, dass es Vermächtnisse aus der
Vergangenheit geben kann. Durch die aktuelle Belastung der Pflege und Betreuung kann es zu Stresssituationen kommen, die ihren Ursprung in der
Kindheit haben. Töchter oder Söhne, die pflegen, erinnern sich nun daran,
wie sie vernachlässigt wurden, unter mangelnder Wertschätzung gelitten oder
auch geschlagen wurden. Die Pflegesituation kann nun zu einer hohen Belastung werden. Es ist dringend angezeigt, dies zu bearbeiten, um eine Pflege
und Betreuung überhaupt möglich zu machen.

Beispiel
Frau M. war mit einem hohen SS Mann verheiratet. Die Ehe war nicht glücklich und lebte von einer peniblen Organisation des Alltags. Seit drei Jahren

lebte Frau M. nun in einem Altenheim mit vielen anderen Bewohnern. Sie war in diesem Haus nicht sehr beliebt, da sie immer wieder die Mitarbeiter mit den alten Werten – Sauberkeit, Pünktlichkeit, Ordnungsliebe – unter Druck setzte. Auch ihre Tochter hatte zeitlebens unter diesen dogmatischen Reden und der Kälte im Elternhaus gelitten. Ihr anerzogenes Pflichtbewusstsein machten es ihr aber unmöglich, sich von der Mutter zu distanzieren. Immer wieder erlebte die Tochter herabsetzende Kommentare und bösartige Anschuldigungen durch die Mutter.

Durch einen Zufall erfuhr die Tochter vom Tod eines Bruders, der in der Familie totgeschwiegen worden war. Ihre Mutter hatte sieben Jahre vor der Geburt der Tochter ihren Sohn durch einen Verkehrsunfall verloren. Dies hatte sie so verhärtet, sie gab dem Vater die Schuld an diesem Unfall. Dieser war mit überhöhter Geschwindigkeit auf einer regennassen Fahrbahn ins Schleudern geraten. Die Frau konnte mit ihrem Mann nicht über das schreckliche Ereignis reden, da er sich ihr gegenüber immer distanziert verhielt. Die Tochter war durch ihre Geburt kein entsprechender „Ersatz" für den verlorenen Sohn. Sie diente als „Blitzableiter" für alle widrigen Situationen, die ihre Mutter erlebte. Im Altenheim konnte nun durch ein von der Tochter angeregtes, offenes Gespräch, die Mutter zum ersten Mal den Verlust des Sohnes beklagen und offen trauern.

Das Mutter-Tochter-Verhältnis entspannte sich, und durch das Gespräch konnten alte Wunden heilen, da sich nun auch die Tochter ihre Verletzungen eingestehen und ansprechen konnte.

Hilfreich ist es, wenn in einer Familie der gemeinsame Wille vorherrscht, in Krisenzeiten durch „dick und dünn" gehen zu wollen, mit der Überzeugung „wir schaffen das!"

Es werden dann Lösungen gesucht, in denen die Herausforderung der Pflege in den Alltag integriert wird.

Familienmitglieder bieten im Rahmen ihrer Möglichkeiten Hilfestellungen an und kommunizieren offen über Grenzen der Betreuung. Das Zusammenhalten führt zu einem intensiveren Leben im Familiensystem. Ebenso führt Optimismus zu einem Gefühl der Stärke, die alle Familienmitglieder verbindet. Das Vertrauen, dass alle die Krankheit akzeptieren, dass alle es schaffen können und das Hindernisse überwunden werden, führen zu einer neuen Durchsetzungskraft als Familie.

Froma Walsh

Froma Walsh, ist eine anerkannte Professorin, die sich in Chicago mit der Frage beschäftigt, was Familie in Krisensituationen stärken kann.[1] (S. 43 ff. Artikel aus dem Buch: Resilienzen- Gedeihen trotz widriger Umstände).

11.9   Spiritualität und Inspiration

Getragen wird diese Kraft oftmals durch eine Spiritualität oder Inspiration. Damit kann der Glaube gemeint sein, der die helfenden Menschen dazu veranlasst „Vater und Mutter zu ehren, auf das es dir wohlergehe" oder der Ehepartner den man nicht verlässt, „in guten und in schlechten Zeiten." Damit können Versprechen aus der Vergangenheit eingelöst werden oder aber die tiefe Überzeugung, dass die Familie die tragende Säule der Gesellschaft ist. Ein weiteres Überzeugungsmerkmal kann der Glaube sein, dass diese Herausforderung dazu führt, alte eingefahrene Gleise zu verlassen, sich zu verändern und neue Erkenntnisse zu gewinnen. Das führt zu einer neuen Flexibilität, unter Umständen zu einer neuen Lebensphilosophie.

Beispiel
Frau B. erzählt: „Durch die Erkrankung meines Mannes habe ich eine ganz neue Seite im Leben kennengelernt. Bisher war unsere Zeit immer straff durchorganisiert und es gab wenig Abweichungen. Was wir uns vorgenommen haben wurde gemacht. Heute plane ich den Tag, bin aber nicht böse, wenn alles ganz anders kommt. Oft genieße ich es einfach länger zu schlafen, mit meinem Mann zu schmusen, Zeit zu haben für innere Harmonie. Ich bin biegsamer und abwartender geworden, auch den Kindern gegenüber, die das sehr schätzen."

Mein Tipp

Denken Sie nicht, darüber nach, was heute nicht geht, sondern überlegen Sie, was machbar ist. So gewinnen Sie oftmals Lebensqualität, in ungewohnter Weise, wie z. B. ein nicht geplantes Mittagsschläfchen, ein gemeinsames Singen oder eine gemütliche Plauderstunde mit alten Fotos. Ihr Leben kann so einfacher aber intensiver werden.

---

[1] Rosemarie Welter-Enderlin, Bruno Hildenbrandt, Resilienz-Gedeihen trotz widriger Umstände Hrsg, Carl Auer Verlag Vierte Auflage 2012.

> **Einfach sein**
> Der Übergang vom Zustand des „Tuns" in den des „Seins" kann uns aus der Gewohnheit des ewigen Befürchtens herausholen und helfen, jeden einzelnen Moment voll auszukosten. In dieser Gemütsruhe sind wir dann auch in der Lage, die Dinge genauso zu akzeptieren, wie sie sind. (Collard 2016, S. 53)

11.10   Beziehungen können sich verändern

Immer wieder höre ich von Angehörigen, dass sich ihre Eltern-Kind-Beziehung verändert hat. Durch die Abhängigkeit, die der an Demenz erkrankte Mensch erlebt und die Hilfestellung, die der Angehörige leistet entstehen neue Beziehungsmuster. Oftmals verkehren sich die Rollen. Die Tochter wird zur Mutter und die Mutter zum „Kind". Dies zu erkennen und zu akzeptieren, dass die Kinder nun die Verantwortung für den Elternteil übernehmen müssen, fehlt schwer.

Weitere Beispiele
Frau F. beschreibt: „Ich hatte nie eine gute Beziehung zu meinem Vater, da er immer sehr dominant und distanziert auftrat. Heute hat sich das alles verändert. Er freut sich wenn ich komme, nimmt mich in den Arm, liebkost mich. Am Anfang war es schwer für mich, diese Nähe zuzulassen. Ich habe das Gefühl, dass er früher in seinen Entscheidungen oft sehr einsam war und heute körperliche Nähe braucht, um sich zu spüren. Auch unsere Gespräche sind sehr ehrlich und offen geworden."

Frau A. besucht Ihre Mutter zweimal in der Woche. Sie ist jedes Mal traurig und erschüttert, dass Sie von Ihrer Mutter so beschimpft wird. Sie erinnert sich, dass Ihre Mutter früher sehr zurückhaltend und wenig kommunikativ war. Die Mutter kam aus einem sehr strengen Elternhaus, wo Etikette und „wie es drinnen aussieht, geht keinen etwas an" die zentralen Erziehungsmaßstäbe waren. Heute erlebt Frau A. nun, dass Ihre demenzkranke Mutter alles ausspricht, was ihr früher und heute nicht gefallen hat. Die alte Frau unterstreicht dieses immer mit dem Satz: „Heute lasse ich mir nichts mehr gefallen."
Frau A. lernt, ihrer Mutter zuzuhören und sie zu trösten, dass sie früher so viel Ungesagtes mit sich herumschleppen musste. Sie versucht nicht mehr, sie abzulenken, sondern ordnet es als verändertes Verhalten der Mutter ein, dass diese durch die Erkrankung ihren Gefühlen nun einfach freien Lauf lässt und dies auch ausspricht.

Das Leben verändert sich, und jede Familie entscheidet aus ihren Mustern heraus, in welche Richtung es gehen soll. Können wir die Herausforderung annehmen, können wir unserem Angehörigen Schutz, Sicherheit und Kontinuität geben? Wie wirkt es sich auf die Paarbeziehungen aus, auf die Partnerschaften und auf die Kinder, wenn alle an der Betreuungs- und Pflegeaufgabe beteiligt sind? Forschungen haben gezeigt, dass die gemeinsame Bewältigung der Pflege und Betreuung eines Angehörigen dazu führt, dass mehr Verbindlichkeiten in der Familie entstehen. Oftmals kommt es zu Versöhnungen in verletzten Beziehungen und zu mehr Respekt und Toleranz.

> **Mein Tipp**
>
> Beziehen Sie negative Äußerungen nicht sofort auf sich selbst. Oftmals sind es Relikte aus der Vergangenheit, die wie Erinnerungsfetzen hochkommen. Manchmal sind es aber auch Dinge, die früher verboten oder unausgesprochen waren, die nun ihren Ausdruck finden. Grübeln Sie nicht so lange über einen verletzenden Satz, Ihr Angehöriger vergisst diesen sowieso gleich wieder.

11.11   Aufmerksamkeit schenken

Eine Tochter war verzweifelt, weil sie so viel Mühe hatte ihre Mutter zu verstehen. Als sie der Mutter verstärkte Aufmerksamkeit gab, waren wieder kurze Gespräche möglich.

So können Sie die Aufmerksamkeit für Ihr Gegenüber verstärken:

- in die Augen schauen,
- langsam und deutlich sprechen
- wiederholen, was man verstanden hat
- durch nonverbale Gestik das Verstandene untermauern

Nachdem die Demenz weiter fortgeschritten war, hatte die Frau keine Worte mehr zu Verfügung und die Verständigung erfolgte nun nur noch nonverbal. Die Tochter klagte: „Was würde ich dafür geben, noch einmal die Stimme meiner Mutter zu hören und herauszufinden, was sie möchte. Nun muss ich mühsam lernen, mich nonverbal auszudrücken."

Mein Tipp

Der Umgang mit einem Demenzerkrankten fordert Sie heraus, sich immer wieder neue Gedanken zu machen. Was heute noch geht, ist vielleicht morgen nicht mehr machbar. Deshalb hilft es Ihnen, wenn Sie

- den Tag nicht unter einem äußeren Druck beginnen (der Flur muss geputzt werden, die Wäsche ist heute dran, usw.)
- wenn Sie viele Zeitfenster einbauen
- wenn Sie sich auf Ihren Angehörigen einstellen und schauen, was er heute leisten kann
- wenn Sie ihm eine kleine Aufgabe geben, damit Sie in Ruhe etwas erledigen können

Den Augenblick, den Tag zu genießen, das zu schätzen was man hat, was noch geht ist eine zentrale Aufgabe im Leben.

Es gibt keinen Weg zum Glück. Glücklich-sein ist der Weg! Buddha

11.12   Kleine Hilfestellungen für den Alltag

- Es fällt uns schwer, für das dankbar zu sein, was wir haben. Wir orientieren uns immer an dem, was verloren ging. Bleiben Sie als Angehöriger von einem demenzkranken Menschen in der Gegenwart, zählen Sie täglich fünf Dinge auf, für die Sie dankbar sind.
- Erinnern Sie sich immer wieder daran: Sie leisten viel in Ihrer Familie und für die Gesellschaft.
- Treten Sie selbstbewusst auf. Dazu gehört auch, in manchen Situationen „Nein" zu sagen.
- Überlegen Sie genau, was Sie sich zumuten können und was nicht. Seien Sie ehrlich zu sich selbst.
- Überprüfen Sie Ihr Zeitmanagement. Treffen Sie gute Absprachen innerhalb der Familie.
- Lassen Sie sich selbst nicht im Stich. Auch Sie brauchen immer wieder eine Auszeit für eigene Wünsche und Bedürfnisse.
- Lassen Sie nicht zu, dass Ihr Körper oder Ihre Seele krank werden, dann wird die Betreuungsarbeit zu einer großen Last für Sie selbst. Hören Sie auf die Signale Ihres Körpers (Rückenschmerzen, Schlaflosigkeit, Bluthochdruck)
- Haben Sie Hoffnung und Urvertrauen. Wenn Sie heute nicht die Lösung finden, morgen ist auch noch ein Tag. Bis jetzt haben Sie immer noch eine Lösung für das Problem gefunden.

- Leben Sie nach Ihren eigenen Regeln. Es ist nicht wichtig, wie andere Menschen Sie und Ihre Familie beurteilen. Machen Sie sich frei von Zwängen.
- Nehmen Sie Hilfen, die angeboten werden, an. Bestimmt haben auch Sie schon Menschen in schwierigen Situationen weitergeholfen, Geben und Nehmen – das ist ein Teil unseres Lebens.
- Genießen Sie das Leben, wann immer es eine Möglichkeit dazu gibt. Ein zärtlicher Moment, der sich bietet, eine liebevoll zubereitete Mahlzeit, ein Glas Wein am Abend bei einem guten Gespräch.
- Suchen Sie immer wieder die Stille. Meditieren Sie, das ist Balsam für die Seele.

11.13   Abschließende Gedanken

Um ein belastbares Hilfesystem aufzubauen ist es für Familien notwendig, alle finanziellen Hilfen in Anspruch zu nehmen. Das neue Pflegestärkungsgesetz hat gerade mit den neuen Pflegegraden die Menschen mit Demenz im Blick. Der Gesetzgeber weiß, wie wichtig die Versorgung zuhause ist, denn im eigenen Heim werden 2/3 aller Menschen mit Demenz gepflegt, zumindest in der Anfangszeit der Erkrankung. Deshalb hat er die Geldleistungen (Familienmitglieder pflegen) und die Sachleistungen (Familien erhalten Unterstützung durch ambulante Dienste) angehoben. Weiterhin wird ein Entlastungsbetrag gezahlt, wenn Familien ihren Angehörigen in ein Demenz Café bringen oder nachbarschaftliche Netzwerke nutzen. In jedem Fall ist es wichtig hier eine Beratung in Anspruch zu nehmen, damit auch alle zustehenden Leistungen ausgeschöpft werden können. Denken Sie daran, ohne Sie, würde unser Gesundheitssystem gar nicht mehr funktionieren.

In diesem Buch war es mir besonders wichtig, die Bedeutung von Kommunikation in der Pflege und Betreuung hervorzuheben. Klare, einfache und ehrliche Worte sind der Schlüssel zu einer guten Verständigung.

Gefühle wahrzunehmen, etwa die Angst des Menschen mit Demenz, vor dem Verlust der eigenen Person, sie anzusprechen und die Seele (Professor Böhm) zu berühren zeigt die Bedeutung von Begleitung.

Aber auch eigene Unsicherheiten, wenn man etwas nicht verstanden hat (verwaschene Sprache), zuzugeben und zu akzeptieren ist wichtig für die gemeinsame Beziehungsarbeit. Ich sage ganz bewusst, Beziehungsarbeit, weil es ein Prozess ist. Der Mensch mit Demenz verliert immer mehr Alltagsfähigkeiten, Ressourcen müssen gestützt werden, es werden immer wieder neue Lösungen gebraucht. Die Familie versucht Krisen abzuwenden und sich immer neu zu fokussieren.

Jedenfalls steht die Frage: Was ist leistbar und was nicht, allzeit im Raum und muss ehrlich und offen besprochen werden.

11.13.1 Ein Mutmach-Gedicht

Was bleibt ist ein Mensch!
Vergessen, Verwirrung, Veränderung,
Was bleibt ist ein Mensch!
Angst, Aggression, Anstrengung,
Was bleibt ist ein Mensch!
Unsicherheit, Hilflosigkeit, Herausforderung.
Was bleibt ist ein Mensch!
Mit Sehnsucht und Liebe,
Freude und Leid,
Bedürfnissen nach
Zuwendung und Geborgenheit.
Was bleibt ist ein Mensch. Immer!
(Mathilde Tepper)

Ich wünsche Ihnen ein erfolgreiches Miteinander im Alltag mit Ihrem demenzkranken Angehörigen und danke Ihnen für die ausführliche Beschäftigung mit einem schwierigen Krankheitsbild.
Monika Pigorsch

Literatur

Collard P (2016) Das kleine Buch vom achtsamen Leben. Heyne, München
Fey U (2013) Clowns für Menschen mit Demenz. Mabuse, Frankfurt
Welter-Enderlin R, Hildenbrandt B (Hrsg) (2012) Resilienz – Gedeihen trotz widriger Umstände. Carl Auer, Heidelberg

Anhang

Beratungsstellen: Hier finden Sie Hilfe

Nehmen Sie Hilfe an und lassen Sie sich beraten!
Bundesarbeitsgemeinschaft der Seniorenorganisationen

(BAGSO) e.V.
Thomas Mann Str. 2–4
53111 Bonn
Tel. 0228/2499930
Internet: ww.bagso.de
Deutsche Alzheimer Gesellschaft e.V.
Friedrichstr. 236,
10969 Berlin
Tel.030/2593795-0
Internet: www.deutsche-alzheimer.de
Alzheimer Telefon: 01803/7171017
(9 Cent pro Minute)
Kuratorium Deutsche Altershilfe
Wilhelmine-Lübke-Stiftung e.V.
An der Pauluskirche 3
50677 Köln
Tel. 0221/9318470

© Der/die Herausgeber bzw. der/die Autor(en), exklusiv lizenziert an Springer-Verlag GmbH, DE, ein Teil von Springer Nature 2022
M. Pigorsch, *Diagnose Demenz: Ein Mutmachbuch für Angehörige*,
https://doi.org/10.1007/978-3-662-65291-6

Internet: www.kda.de
Deutsche Arbeitsgemeinschaft
Selbsthilfegruppen e.V
Otto- Suhr- Allee 115
10585 Berlin
Tel. 030/8934014
Internet: www.dag-shg.de
Demenz Support Stuttgart GmbH
Zentrum für Informationstransfer
Hölderlin-Str. 4
70174 Stuttgart
Tel. 0711/99787-10
Internet: www.demenz-support.de
Bundesministerium für Gesundheit
Bürgertelefon zur Pflegeversicherung
030/3406066-02
Internet: www.bmg.bund.de
Bundesfamilienministerium BMFSFJ
Glinkastr. 24
10117 Berlin
Tel. 030/206550
Internet: www.bmfsfj.de

Daneben gibt es zahlreiche weitere Seniorenberatungsstellen. Diese beraten Sie gerne über ambulante und stationäre Pflege und über die Einstufung in Pflegegrade des medizinischen Dienstes. Hier erfahren Sie alles über Entlastung und Unterstützung in Ihrem Alltag.

Die Berater/innen geben Ihnen, Informationen zu Schulungen und informieren Sie, wo es Gruppen gibt, die sich über den Alltag mit einem demenzkranken Familienangehörigen austauschen. Ebenso gibt es hier Auskünfte zu Demenz-Cafés, zu Kulturveranstaltungen für Menschen mit und ohne Demenz und zu Entlastungsangeboten im eigenen Zuhause.

Weiterführende Literatur

Baer U, Frick-Baer G, Alandt G (2014) Wenn alte Menschen aggressiv werden. Beltz, Weinheim/Basel
Bode S (2014) Frieden schließen mit Demenz. Klett Cotta
Böhm E (2005) Seelenlifting statt Gesichtsstraffung, Älterwerden akzeptieren, Lebensantriebe reaktivieren. Narrenschiff, 1. Aufl. Psychiatrie

Böhm E (2009) Psychobiografisches Pflegemodell nach Böhm Band II Arbeitsbuch 2009, 4. Aufl. Wilhelm Maudrich, Wien

Bojack B (2001) Gewaltprävention. Urban und Fischer

Bowlby-Sifton C (2004) Das Demenz – Buch. Ein Wegbegleiter für Angehörige, Pflegende und Aktivierungstherapeuten, 1. Aufl. Huber, CH Bern

Braam S (2007) Ich habe Alzheimer/Wie sich die Krankheit anfühlt

Bruhns A, Lakotta B, Pieper D (Hrsg) (2010) Demenz, was wir darüber wissen, wie wir damit leben, 1 Aufl. Deutsche verlags-Anstalt, München

Bryden C (2011) Mein Tanz mit der Demenz, 1. Aufl. Huber

Collard P (2016) Das kleine Buch vom achtsamen Leben, 8. Aufl. Heyne, München

Davenport GM (2009) „Giftige" Alte, Schwierige alte Menschen verstehen und konstruktiv mit ihnen umgehen, 1. Aufl. Huber

Döbele M, Schmidt S (2014) Demenzbegleiter für Betroffene und Angehörige, 1. Aufl. Springer, Berlin/Heidelberg

Feil N (2001) Validation in Anwendung und Beispielen, 3. Aufl. Ernst Reinhardt, München

Fölsch D (2008) Ethik in der Pflegepraxis, Anwendung moralischer Prinzipien im Pflegealltag, 1. Aufl. Facultas, Wien

Frey U (2013) Clowns für Menschen mit Demenz, 1. Aufl. Mabuse Verlag GmbH, Frankfurt

Grossmann KE, Grossmann K (2003) Bindung und menschliche Entwicklung, 1. Aufl. Klett-Cotta, Stuttgart

Haberstroh J, Neumeyer K, Pantel J (2011) Kommunikation bei Demenz. Ein Ratgeber für Angehörige und Pflegende, 1. Aufl. Springer Medizin, Berlin/Heidelberg

Höwler E (2008) Herausforderndes Verhalten bei Menschen mit Demenz, 1. Aufl. Kohlhammer, Stuttgart

Kitwood T (2005) Demenz: Der personen-zentrierte Ansatz im Umgang mit verwirrten Menschen, 4. Aufl. Huber

Klessmann E (2001) Wenn Eltern Kinder werden und doch Kinder bleiben, 5. Aufl. Verlag Hans Huber

Lied von I. Reckmann, Schwarz F. Homocord Electro 1929 78mpr Schellack Stimmungswalzer

Lindgren A (1990) Karlsson vom Dach. Oetinger

Pflege direkt, Altenpflegehilfe (2013) Fachwissen für Helfer und Assistenzberufe in der Altenpflege, 1. Aufl. Westermann

Ratgeber für richtige Ernährung bei Demenz (2006) 1 Aufl. Ernst Reinhardt

Spitzer M (2012) Digitale Demenz Wie wir uns und unsere Kinder um den Verstand bringen. Droemer, München

Stolp H (2015) Demenz; Wenn sich die Seele zurückzieht, 1. Aufl. Aquamarin

Stuhlmann W (2004) Demenz, wie man Bindung und Biografie einsetzt, 1. Aufl. Ernst Reinhardt

Trebert M (2017) Psychiatrische Altenpflege, 1. Aufl. Beltz

Urselmann H-W (2013) Schreien und Rufen, Herausforderndes Verhalten bei Menschen mit Demenz, 1. Aufl. Huber, CH Bern

Welter-Enderlin R, Hildenbrand B (Hrsg) (2012) Resilienz- Gedeihen trotz widriger Umstände, 4. Aufl. Carl Auer. Wirsing K (2000) Psychologisches Grundwissen für Altenpflegeberufe, 5. Aufl. Beltz